イタイイタイ病
――さらなる科学の検証を

石本 二見男

本の泉社

はじめに

　イタイイタイ病（イ病）が世に知られるようになってから約60年、「厚生省見解」の発表からでも46年が経過している。イ病の研究は昭和30(1955)年から現在、平成26(2014)年まで営々と続けられてきているが、その研究内容がどれだけ正確に世人に伝わっているであろうか、心許ない。少なくとも「十分である」とは云えないであろう。周囲の状況を見ると関係者以外のイ病に対する関心／理解度は低く、イ病は将に風化しつつある、と云っても良い状態なのである。

　筆者は昭和43(1968)年の厚生省見解が発表された年にイ病研究班（通称）との接触を持った。そして当時研究班の中核として研究をリードしておられた諸先生に色々とご指導・ご教示を頂いた。お教え頂いた事柄について、私はこれ迄にそれを公表した事は無い。また（私がイ病研究に関するお教え頂いた）諸先生がイ病に関する色々な事柄を発表したり、記録してそれを公表した、と云う事実は殆どないのである。諸先生の業績や卓見が陽の目を見ないで埋もれてしまうのは誠に残念である。この様な事態に陥るのは避けなければならない筈なのである。

　今迄に先人達がイ病に関する研究の経過や成果、研究の歴史などを発表されたものは殆ど残されていない（残念ながら）。これらを紹介・解説することで、本書を読まれた皆さんがイ病を理解する上で（何等かの）役に立った、と感じて頂けたら著者にとっては望外の喜びである。皆さんがイ病を理解し、イ病の風化を防ぐための一助ともなれば、として著したのが本書である。御一読の上、御叱正を頂ければ幸いである。

イタイイタイ病
~さらなる科学の検証を~

◉目　次◉

はじめに　2

序　章　イタイイタイ病が世に出てから現在までの流れ…………11

第1章　イ病研究の黎明期………………………………………14
　1．イ病の報告と研究班の結成　14
　2．国支援の研究班発足までの富山県の取り組み　15
　　1）イ病患者発生地域の栄養調査　15
　　2）萩野、小林、吉岡氏等による独自研究　16
　　3）国の支援による研究班の発足とその研究成果　17

第2章　第Ⅰ期・骨の時代………………………………………19
　1．イ病の臨床病像（臨床症状・徴候）　19
　2．イ病の主訴「イタイ、イタイ」は骨痛？　20
　3．イ病患者の骨の所見　21
　4．研究班における「イ病鑑別診断班」の役割　21
　5．イ病患者に見られる尿異常/蛋白尿をどう考えるか　22
　6．この時点でのイ病の原因：Cd（単独）原因説と栄養障害説　23

第3章 厚生省見解の発表とそのもたらしたもの（影響）………… 26

1. いわゆる厚生省見解：「富山県におけるイタイイタイ病に関する厚生省見解」の内容　27
2. 厚生省見解のもたらしたもの（社会への影響）　28
3. 厚生省見解発表以後のイ病に関する研究の変化　30

第4章 第Ⅱ期・腎臓の時代 ……………………………………… 32

Ⅰ イ病患者の腎障害と蛋白尿　32

1. イ病患者の蛋白尿　32
2. イ病患者の尿蛋白構成成分　33
3. イ病患者の低分子量蛋白と尿細管障害の関係　35
4. 近位尿細管症候群における低分子量蛋白尿の位置付け　36
5. 尿中低分子量蛋白の種類と意義　37
6. 近位尿細管症候群とは何か　40
7. イ病患者の腎障害の本態　41

Ⅱ 低分子量蛋白・β_2-ミクログロブリンとイ病の腎障害との関係　41

1. β_2-ミクログロブリン発見の歴史　42
2. β_2-ミクログロブリンの生成と代謝　42
3. β_2-ミクログロブリンの尿中増加の原因　43
4. β_2-ミクログロブリンの持つ臨床的意義　44
5. カドミウムとβ_2-ミクログロブリンとの関係　44
6. わが国におけるカドミウムと尿中β_2-ミクログロブリン　45
7. Cd汚染地域住民の腎障害：β_2-ミクログロブリンの尿中排泄増加はカドミウム腎障害と診断出来るか　46
8. "カドミ腎症"と尿中β_2-ミクログロブリンの関係　47

Ⅲ　カドミウムの腎障害とビタミンDとの関係　49
1．カドミウムの標的臓器は腎臓か　49
2．腎臓とビタミンDとの関係：腎におけるV.D.の活性化　50
3．カドミウム腎障害は骨軟化症を惹き起したか/ビタミンDを中心に　51

Ⅳ　カドミウムは腎糸球体を傷害するか　53
1．動物（実験）観察（所見）の検討から　53
2．ヒトの場合：イ病患者及びCd汚染地域住民についての検討から　54
3．まとめ　56

第5章　昭和50年代末におけるイ病の原因/成因に関する考え方 …… 58
1．イ病の成因に関する考え方/何故カドミウムなのか　58
　1）イ病はどのように発症したか　59
　2）イ病患者発生地域の特異な事情　60
　3）イ病の原因として重金属カドミウムの浮上　62
　4）厚生省見解の発表とその後　64
2．イ病の成因/栄養障害説　64
　1）富山県における「くる病・骨軟化症」の歴史　64
　2）くる病、骨軟化症発生地域の栄養状態　65
　3）生活環境の問題　67
　4）イ病に対する治療対応とその成果　67
3．イ病（骨軟化症）の成因としての低リン血症の問題　68
　1）低リン血症の定義とリン欠乏症状　69
　2）腎近位尿細管におけるリン再吸収障害と血清リン値との関係　70
　3）血清リン値と骨軟化症との関係　70
　4）イ病患者の血清リン値について　71
　5）腎機能と血清リン値との関係　72

  4．この年代におけるイ病の成因についての考え方　75

第6章　イ病研究における動物実験の意義と問題点 ……………78

Ⅰ　行われたカドミウム負荷実験の問題点と批判　78
 1．動物実験に関する基本的事項　78
 2．動物に対するカドミウム負荷実験　79
 3．石川評価委員長の動物実験に対する提言　81

Ⅱ　「サル実験」の結果とその再評価　84
 1．いわゆる「サル実験」が企画された理由　84
 2．「サル実験」の結果と評価　84
  1)　第一次実験：1年間のCdCl$_2$曝露による生体影響の観察　85
  2)　第二次実験：9年間のCdCl$_2$曝露による生体への影響　85
  3)　第三次実験：カドミウム負荷と栄養障害の組合せ　87
 3．「サル実験」の結果から云えること　88
 4．「サル実験」の実際　89
 5．「サル実験」の成績についての注目点　90

Ⅲ　「サル実験」以後の動物実験　92

Ⅳ　「サル実験」でのカドミウムによる腎障害とビタミンDとの関係　95

第7章　第Ⅲ期・第二の骨の時代 ……………………………99

 1．骨軟化症はどんな病気か　100
 2．骨軟化症の診断について　100
 3．研究班で「骨軟化症」が問題になった背景　101

1）骨軟化症診断の病理組織学的問題　102
　　2）「(病理) 組織学的骨軟化症」に対する批判　103
　4．骨軟化症に関するカドミウム及び他の金属の関与の問題　107

第8章　イ病・カドミウム中毒症に対する発想の転換/原因は一ッではない… 110

I　現在＜平成25(2013)年＞のイ病の原因に関する考え方　112
　1．イ病についての現在までの理解/Cd原因説　112
　　1）イ病患者の症状から見た場合　112
　　2）イ病患者の検査所見から判明したもの　112
　　3）イ病の疫学的検討から判明したこと　113
　　4）動物実験から得られたもの　114
　　5）カドミウムの骨に対する影響　114
　　6）イ病は"腎性骨軟化症"か　114
　2．イ病に関する現在までの理解/栄養障害（V.D.摂取不足）説　115
　　1）疫学的考察と臨床所見から　115
　　2）動物実験の成績から　116

II　イ病カドミウム単独原因説とビタミンD摂取不足説に残された問題　117

III　イ病の成因に関する第三の説（私見）　120
　1．カドミウム（単独）原因説でイ病の説明は可能か　120
　2．イ病は栄養障害（V.D.摂取不足）で説明出来るか　121
　3．イ病の原因を考える―第三の道　122
　　1）イ病の成因に関する考え方の現況　123
　　2）イ病発症/重症化における社会情勢の影響　124
　　3）調査成績に及ぼす社会状況の影響　126

4）前記の状況から考えられる事　130

Ⅳ「イ病の原因は複数」と云う考え　130
　　1）イ病の本質　131
　　2）"イ病の原因はカドミウム"でイ病関連の事象は総て説明出来るか　131
　　3）イ病の発症にビタミンD欠乏は関与したのか　132
　　4）「イ病は複数の原因」説　132

第9章　イ病・カドミウム汚染地域住民の予後の問題 …………… 134

1．粗死亡率と標準化死亡比（SMR）　134
　　1）粗死亡率について　134
　　2）標準化死亡比（SMR）　135
2．カドミウム汚染地域住民のSMR　135
　　1）全死因SMRから見たカドミウム汚染地域と非汚染地域　136
　　2）カドミウムの汚染程度でSMRに差が見られるか　136
　　3）死因別に見たカドミウム汚染・非汚染地域のSMR　136
　　4）腎尿路系疾患以外の原死因疾患の場合　138
3．過去に死亡した例の死因調査方法と死亡診断書　138
　　1）新旧死亡診断書の死因記入方法　139
　　2）疾患分類上の問題　141
4．カドミウム汚染地域住民の死因/腎臓疾患は「カドミ腎症」由来か　142

第10章　今迄に取り残されたことなど …………………………… 144

1．神通川流域以外にイ病患者の発生はないのか　144
　　1）兵庫県・市川流域の場合　145
　　2）長崎県対馬厳原町・佐須川流域の場合　146

3）小括　148
　2．新しく認定されたイ病患者の問題　149
　　　1）イ病患者発生報告の現況　149
　　　2）報告されるイ病患者の特徴　149
　　　3）報告される患者（達）の問題点　151
　3．イ病研究に対する各種批判について（反論も）　156
　　　1）学術／医学上の問題　156
　　　2）社会的・政治面からの批判について　165
　　　3）研究班の研究目標と研究遂行方法に対する批判　173
　4．慢性腎臓病（CKD）とカドミウム汚染地域住民の腎障害との関係　179
　　　1）慢性腎臓病（CKD）とはどんな病気か　179
　　　2）Cd腎症はCKDとして良いのか　180

終章　イ病・カドミウム慢性中毒研究のこれまでとこれから　……182

Ⅰ　イ病が持っている問題：緊急に解決すべき諸点について　182
　1．イタイイタイ病とは何なのか　183
　　　1）イ病は骨軟化症なのか　183
　　　2）イ病患者に見られた腎障害は何だったのか　184
　　　3）イ病の新しい病像＜筆者の提言＞　184
　2．イ病の成因に関する問題　185
　　　1）Cdは単独でイ病を発症出来るか　186
　　　2）Cdは単独でイ病の原因となり得るか　186
　　　3）栄養障害（V.D.摂取不足）でイ病の成因を説明出来るか　187

Ⅱ　イ病の成因／原因に関する新展開　188
　1．イ病の原因／成因に関する新しい考え方（提案）　188
　2．現実に当て嵌めた場合　189

3.「イ病複数原因」説の根拠　190

III　イ病複数原因説で何が変わるか　190
　1. Cdの環境汚染に関係して　191
　2. 住民の集団健康診断の継続について　191
　3. 現在行われているCd汚染に対する対策の継続は必要か　192

IV　イ病研究および「研究班」の今後の課題　192

あとがき　194

序章
イタイイタイ病が世に出てから現在までの流れ

　イタイイタイ病(イ病)は昭和30(1955)年に萩野昇、河野稔両氏が第17回臨床外科学会に「イタイイタイ病(富山県風土病)に関する研究」として発表したのが世に出た最初、とされている。それまでイ病は「富山の奇病」、「(富山県)氷見の奇病」などと呼ばれて富山の地方病と認識されており、病気の本態が判らぬまま現地では対応に苦慮していた。その最前線で活躍していたのが地元の萩野昇医師である。氏は敗戦後の昭和21(1946)年3月に復員され、お父上の診療所を引き継がれたが、その頃には既にイ病患者が氏の周囲に多発していた。そのような患者さんを診療しているうちに氏には"本病は一体何なのか"という疑問が生じてイ病の研究に着手されたようである。成因について氏は患者の生活環境まで視野に入れた調査・検討を重ねた結果、神通川の水が疑わしい、との結論を得た。そしてその考えを昭和32(1957)年12月の富山県医学会会合で発表している。この後も水を中心に種々検索を続けた氏はイ病の原因物質としてカドミウム(Cd)に辿り着く。その研究成果を昭和36(1961)年6月に日本整形外科学会で「イ病・カドミウム(単独)原因説」として発表し、これを更に発展させて行った。この後、学会での発表内容を評価した米・NIHの研究援助もあり、昭和38(1963)年には厚生・文部両省(当時)の共同研究班も発足、班としての研究成果を昭和41(1966)年に発表、42(1967)年1月に公刊している。これらの研究成果に立脚して昭和43(1968)年5月に厚生省がいわゆ

る「厚生省見解」を表明してイ病の原因をカドミウム(Cd)と認定、更にイ病を公害病(第一号)と認めたことと相俟って「イ病＝カドミウムの慢性中毒」との認識が社会的にも定着した。以後、この考え(厚生省見解)は表立った批判のないまま「イ病を考える際に利用する黄金律(ゴールデン スタンダード/Golden Standerd)」として現在に至っている。

だがこれでイ病の全容が解明された訳ではなく、学問的に見ればこの考えも不十分な点があり、それらの問題については現在も研究が続けられている。イ病の成因についても「本当にCdは単独でイ病を惹起するのだろうか」という疑問は今も残っているし"イ病は腎性骨軟化症"とする厚生省見解に不同意の研究者も居るのである。「厚生省見解」については以前も現在も様々な問題点の指摘は後を絶たない。これらには何れ回答を与えねばならない(問題な)のである。

筆者は通称「イ病研究班」とは昭和43(1968)年に最初の関係を持った。爾来、現在まで約45年間、研究班との関わりを持って来た。その間の経験に基づいてイ病/Cd慢性中毒症に関する研究の歴史を通覧して問題点を整理し、提出された各種意見を検討した上で、筆者の意見を述べて見たい。

補

イタイイタイ病の原因物質として有名になったカドミウム(Cd)とはどんな物質か。その概略は—

カドミウム(Cd)は原子番号48、原子量114。殆どが亜鉛(Zn)と共に亜鉛鉱内に存在している。従ってZnの採取・精錬過程で廃棄される鉱滓の中にCdは多量の存在している。

Cdの産業上の用途はCdのメッキやCd合金の作成、顔料などの原料として使われていたが、1908年頃より電池への応用が始まり、後にニッケル・カドミウム電池(Ni-Cd電池)の原料として需要が急増した。またCd

は熱中性子の吸収力が大きいことから、原子炉の反応制御棒としての用途が広がったのもCdの需要を増大させた。これらの製造過程で発生するCdを含んだ塵埃(ダスト)やCd合金などの加熱により生ずる蒸気(ヒューム)などの吸入により生ずるCdの急性中毒は比較的早くから知られていた。1940年以降はこれら物質の少量(低濃度)長期間摂取(暴露)による慢性中毒が報告されるようになった。昭和30(1955)年に発表された我が国のイタイイタイ病は、その後にCd中毒として世界的に注目されることになる。その後、Cdの慢性中毒は世界的にも問題となり、我が国に関心が集中した。その中で昭和43(1968)年に出された「厚生省見解」は我が国(政府)の公式見解として世界的に認められている。

エピソード

各種物質は思わぬところへ用途を広げていく。Cdも同様である。

1990年代末に米・ニューオーリンズでCdに関する世界会議が開かれた。その際に筆者が米国の研究者から聞いた話だが、Cdは米国の空挺部隊で使用する主要装備・落下傘の金属部品に使用されている、という。「なんで?」と聞いた所、Cdは錆びる(酸化する)と表面に酸化物の膜が出来、これが障壁となって内部への腐食(錆)の波及を阻止するのだという。そのために高温・多湿の地域で行動することの多い空挺部隊の落下傘に使われる金属部品は全てCdメッキが施されたのもかCdそれ自体で製造されているのだという。現今は悪玉扱いされるCdの思わぬ用途を知った一幕だった。

原子炉の反応制御棒としての利用も戦前(1940年代)には考えられなかったCdの用途・需要であろう。Cdも案外有用な金属なのかも知れない。

第1章
イ病研究の黎明期
昭和30(1955)年～40(1965)年までの研究班活動

　イ病についての本格的な調査・研究や発表は昭和30(1955)年から始まった、と云って良い。しかし本病に関する検討は明治後期～大正時代にまで遡れる、と云う。それ程本病は"根の深い"疾患であった。その初期の調査・研究の過程は次のようだったのである。

1. イ病の報告と研究班の結成

　イ病が初めて世に出たのは昭和30(1955)年に萩野昇、河野稔の両氏が第17回臨床外科学会で行った「イタイイタイ病(富山県風土病)に関する研究」の発表である。なおこれと前後して両氏は連名で同年11月に第九回北陸医学会で同様の発表を行っている。イ病は後日骨軟化症と判明するが、其処へ辿り着くまでに約10年の歳月を要している。

　本病についての調査研究は富山県が昭和30(1955)年9月に開始した地域住民の栄養調査に始まった。更に昭和36(1961)年に「富山県地方特殊病対策委員会」を県は発足させて組織的な本病の解明に乗り出した。更に国の研究費補助により昭和38(1963)年に「厚生省医療研究イタイイタイ病調査研究班」が、これと前後して昭和38年～昭和40年(1963～1965)まで継続の「文部省機関研究イタイイタイ病研究班」も発足した。なお両研究

班は直ぐに統合されて共同研究班として活動している。そして昭和41(1966)年に両研究班長名で「調査研究報告」を行い、昭和42(1967)年1月に報告書が公刊された。「厚生省見解」の基礎資料となった報告書である。ここ迄が本病研究の第一段階、と云って良いであろう。

2．国支援の研究班発足までの富山県の取り組み

1）イ病患者発生地域の栄養調査

萩野、河野両氏の報告を受けて富山県は昭和30(1955)年9月～11月に富山県婦負郡婦中町熊野地区の疫学調査と栄養調査を実施した。更に患者を県立富山中央病院に収容して検査・診断・治療などの医療措置も実施している。翌昭和31(1956)年にも熊野地区で前年と同等な栄養調査が実施されている。

注目すべきことは此の時の調査で患者の治療にはビタミンD(V.D.)の大量投与が有効なことが判明した、としている点である。イ病の治療に対して一つの選択肢が提示されたことは、本疾患に対する明るい事項であったろう。

栄養調査は昭和30(1955)年の第一回調査の成績で住民に対する栄養指導を行い、翌31(1956)年の第二回調査でその成果を検証している。

第1回調査では戦後ということもあって住民の栄養状態は芳しいものではなかった。栄養指導後の第2回調査では改善点も多々あったが逆に前年度より悪くなったものもあった。例えばカルシウム(Ca)やビタミンC(V.C.)は前年よりも摂取量が減少しており、油脂類の摂取量は全国平均の1/15という結果である。

改善の大きなものは、僅かだが主食である米の摂取量が減ったこと(1日量443.5g→436.8g)である。しかしこの摂取量は当時の全国平均(342.1g)を遥かに凌駕しており、調査フィールドが米食偏重だったことは否めない。一日摂取カロリー量、動物性蛋白、Ca、鉄(Fe)、ビタミンA(V.A.)

などは著明に摂取量が増加していた。これらは行われた栄養指導の成果であろう。

　しかしコメの絶対摂取量が著明に減ったわけではなく、1日摂取熱量(カロリー)の半分以上はコメが担っており、食生活の中心は矢張りコメなのである。後知恵であるが、今から見ればコメの摂取量減少はCd曝露を軽減するものなので、イ病患者にとっては望ましい変化ではあった、と云える。報告ではV.A、V.Dの摂取強化を慫慂しているが、両ビタミンは共に脂溶性である。油脂類の摂取不足と併せて考えると、この提言はむべなるかなと思われるが如何であろうか。なお調査班は栄養調査成績から良質の蛋白、脂肪、V.A.およびV.D.の摂取に努めるよう提言しているが、これらはイ病の予防・治療にも関係する重要な事柄なのである。

2）萩野、小林、吉岡氏等による独自研究

　昭和30(1955)年にイ病を学会で紹介した萩野氏はその後もイ病について調査・研究を進め、昭和34〜35(1958〜1959)年に小林純(岡山大教授・化学＝当時)、吉岡金市氏(農学者・博士＝当時)と共同研究を行い、神通川上流にある神岡鉱山の排水、熊野地区を通る神通川の水や流域の土壌、患家の飲料水、現地で採取した稲・米・魚、更に死亡患者の骨・臓器などについて調査を行い、重金属のカドミウム(Cd)、亜鉛(Zn)、鉛(Pb)などを検出したが、中でもCdが大量に存在することを見出し"イ病はCdの慢性中毒"とする「イ病Cd(単独)原因説」を昭和36(1960)年6月の日本整形外科学会で発表した。原因となったCdは神岡鉱山の排水中に多量に含まれており、これが神通川の水を汚染したものであろう、とする。いわゆる「鉱毒説」の開陳・発表である。

　これに対して神岡鉱山側では昭和36〜37(1960〜`61)年に鉱山のCd精錬作業従事者38名の健康診断を2回実施してイ病のような所見はなかった、として「イ病＝Cd中毒」説に反論している。同時に動物実験も行い、家兎に2年間(鉱業)排水を飲用させて検査したが、イ病に相当するような所

見は得られなかった、として自社の鉱山排水が原因、とする説に反論した。これらの説は内容的には見るべきものもあったが、大方の賛意を得るには至らなかった。萩野氏らの研究報告に説得力があったのである。この時期から「イ病の原因はCdの慢性中毒」と云う考えに傾く研究者が増えて来たのである。

3）国の支援による研究班の発足とその研究成果

　富山県独自のイ病に関する調査研究は昭和36(1960)年に始まり、その2年後に国の支援による研究班が発足した。班員は金沢大学の医、理、薬学部が中心でこれに地元の医療関係者が加わり、イ病について臨床、実験、疫学、分析化学などの面からアプローチを行ったのである。

　報告では昭和40(1965)年までに精密健診及び追跡調査対象となったものは193名で、内169名(88％)が受診。イ病患者28名と同容疑者(当時)34名が研究班によって確認された。他に地元医師会・病院などの協力で判明した昭和37(1962)年以前に死亡したイ病患者及び疑い(症)例は48名に達していた。これから考えると昭和40(1965)年にはイ病及びその疑い例が110名近く存在したことになる。

　これら対象者の臨床所見では患者の殆どが女性で年齢は60才前後が最も多い。自覚的には体の何処かに痛みを訴えており、X-線検査で骨に異常が認められ、尿に蛋白や糖が陽性で尿中アミノ酸窒素(アミノN)排泄量は増加、尿中P/Ca比も高かった。血液ではアルカリフォスファターゼ(AlP)の増加と無機リン(Pi)値の低下が目立ったという。

　疫学的には神通川及びその水系流域に患者が多発しており、当該地域(土壌や作物など)にはCdが多く/大量存在することと、イ病患者及び疑い例では尿中及び臓器内Cd量の(著明な)増加が確認されている。この様な人達(患者)はV.D.及び蛋白同化ホルモンの投与により「イタイ、イタイ」が軽減し、骨のレントゲン所見も改善する、との報告である。

　更に金沢大学ではラットを、岐阜大学ではウサギを用いてCdの(大量)

長期投与実験が行なわれ、金沢大学では腎臓に尿細管中心の病変を、骨に強い脱灰現象を認めており、岐阜大学では骨塩代謝異常が起きたとして共にCdの影響を認めている。

　これらの成績から、研究班は(イ病の原因に)Cdは最も疑わしいがCd単独で全ては(総てを)説明出来ない、低蛋白や低Caも原因の一つであろうと述べている。

　そしてCdが何らかの形で(イ病の)要因となっていることは否定出来ないが、これに他の要因が働いてイ病が発現する、との意見が(研究者の)大勢を占め、Cd単独説や栄養障害説は少数意見であった、と述べている。これが研究班報告の大要であった。即ちイ病の原因はCdが最も疑わしいがCd単独ではないであろう、他の要因の関与も考慮しなければなるまい、と云う事だったのである。

第2章
第I期・骨の時代
昭和30（1955）年の学会発表から
昭和43（1968）年の「厚生省見解」まで

1．イ病の臨床病像（臨床症状・徴候）

　イ病については萩野、河野両氏の報告以後富山県、次いで厚生・文部両省の共同研究班で調査研究が行われ、昭和42（1967）年1月に報告書が公刊された。報告書ではイ病の臨床病像を次のように述べている。

　「患者は主に35才過ぎから更年期頃の経産婦。農村に有勝ちな腰、肩、膝の鈍痛として発症する。歩く際にはアヒルのように尻を振って歩く（ヨチヨチ歩き/Watchel gang）。杖歩行も難しくなる頃にはつまずいたり転んだりして簡単に骨折する」とあり、次いで「この結果寝たきりになることが多く、こうなると寝返りを打ったり笑ったりしただけでも骨折して激烈な痛みに苛まれる」と述べている。結果として「全身72ヵ所に骨折を認めたり、身長が30cmも短縮した患者もあった」という。予後については「この様な過酷な症状を呈しながら意識は清明であり、"イタイ、イタイ"と苦しみ喘ぎながら食べるものも食べられずに衰弱して他界する」。

　診療時に行う検査では「骨（上腕骨、肋骨）のX-線写真で骨改変層（Umbau zone/Looser's zone）が存在すること、検尿で蛋白または（and/or）糖が陽性になること」が大切としている。この両検査所見は後日重要な所見になるものの、この時点ではイ病診断の必須条件ではなく、診断は

あくまでも臨床病像に立脚して為されていた(と思われる)。

萩野氏は昭和21(1946)年3月に初めてイ病患者を診察し、その悲惨な症状に一驚を喫した、と述べておられる。氏の記述される患者の病状は前述の報告書の通りであり、その悲惨さは目を覆うものがあったのであろう。外来受診の患者さんの症状も大同小異であり、このことが氏にイ病研究を決心させた動機の大きな部分を占めている、と云えるのではないか。なお外来を受診する患者さんは30才を過ぎた女性が多かった、とも述べておられ、最初は高齢な経産婦ばかりではなかったようである。これらの患者は後日の検討でイ病の病期分類では第4期、第5期に属するとされ、イ病では最重症の部類に入っていた、という。この状態がイ病の基本病像であろう。

2．イ病の主訴「イタイ、イタイ」は骨痛？

イ病の主訴は「イタイ、イタイ」である。萩野氏初診の患者さんも「イタイ、イタイ」と泣き喚き、全身に十数ヵ所の骨折があり、その部で骨が折れ曲がって骨格が変形(氏はアクロバットの様だった、と表現されている)、身動きも出来なかったと記述している。この「イタイ、イタイ」がイ病の病状を説明するのに最も適切な表現であったのだろう、「イタイイタイ病」の命名はこの症状に由来するとの話がある位。

その特有な痛みから研究者は最初から"骨の痛み"を疑っていた。昭和20年代後半に「イ病は骨軟化症ではないか」との意見を述べた研究者も居たのである。現実にイ病患者は全身に多数の骨折が認められており、臨床的にも患者が咳やくしゃみをして肋骨が折れ「イタイ、イタイ」と訴えれば痛みの原因は骨折で、その原因が骨にあることは明白であろう。イ病患者の主訴である「イタイ、イタイ」は骨痛である可能性が高かったのである。更に昭和31(1951)年に"イ病にはV.D.の大量投与が有効である"との報告がなされていることから「イ病は骨の病気」という考えが主流とな

り、研究の主方向は骨に指向されて行った。

3．イ病患者の骨の所見

　骨の病変検索の主要手段は骨のレントゲン検査(X-線写真撮影)である。イ病患者について本検査を実施した所、骨には特徴のある所見が認められた。長管骨、肋骨、骨盤骨などには骨改変層と呼ばれる病変が多発していたのである。そしてこの部分で骨は屈曲したり折れたりして、全体の骨格を変形させていた。更に骨皮質は薄く、骨梁は細小化して骨が脆くなっているのが良く判るのである(骨多孔症/現在の骨粗鬆症)。

　昭和30年代の中頃から数は少ないがイ病患者の剖検も行われた。剖検記録によれば「骨は軟らかく刀で容易に切断出来、病理組織学的には骨基質である類骨の増加が著明」であった、と記述されている。この所見は骨のX-線写真上で骨改変層を認める場所に顕著であった、という。他には骨多孔症(骨粗鬆症)の存在も認められた。これらは皆、骨軟化症(骨粗鬆症が合併)の所見である。イ病の臨床病像も骨軟化症の臨床症状・徴候と矛盾しない。これ等の事から、昭和38(1963)年以降は「イタイ、イタイ」が主症状のイ病の本態は骨軟化症(Osteomalacia)であるということで研究者の意見が一致したのである。

　当時、イ病の診断は骨軟化症を証明することであり、このために骨のレントゲン写真で骨改変層の存在を確認する事が必要であった。従ってイ病(患者)の診断には骨レントゲン写真の読影が重要だったのである。

4．研究班における「イ病鑑別診断班」の役割

　昭和30(1955)年以降の研究で「イ病は骨の病気」という認識が広まり、イ病の認定には骨所見が重要視されるようになった。しかも昭和30年代後半～昭和40年代には(イ病申請)患者の骨所見で骨改変層の不明瞭な例

や、骨改変層が見られなくとも他の臨床所見からイ病と診断出来るのでは、と云う症例が増加して来たのである。この点について昭和46(1971)年に村田勇氏・富山県立中央病院第1外科(当時)は今迄の経過をを省みてイ病治療に使用されたV.D.高単位療法がイ病の病像を修飾している、イ病患者の中にはイ病の(基本)病像に加えてV.D.過剰の影響が加わった例がかなり混在しているのではないか、と述べている。この問題はイ病に対するV.D.予防投与とも関わっており、イ病の病像がボヤケて来た理由にもなっている。このような状態から「イ病鑑別診断」が要求されてきたのであろう。

この様に診断に難渋する症例について「多くの第三者の目」を以って検討しよう、という目的で創設されたのが通称「イ病鑑別診断班」であった。班長は金沢大学医学部整形外科・高瀬武平教授(当時)である。本研究班は以前の研究班を改組して更に充実させた「イタイイタイ病に関する総合的研究班(班長：重松逸造＝前研究班班長より続けて)」においても"イタイイタイ病およびカドミウム中毒症の鑑別診断に関する研究部会"として存続している。班の定期会合には高瀬班長が(現地で)問題となった症例の臨床経過・骨レントゲン写真等を持参して班員に披露、出席者(通常15〜20名前後)が討議して結論/研究方向を提案する、という方法で行われ、会議が長時間に及ぶことも珍しくなかった。

「鑑別診断班」はこのほかにその時々のイ病の問題点、研究方向に対する提言などを行っており、骨の問題に拘泥することはなかった。その意味で当班はイ病研究の推進に大きな貢献をしていたのである。

5．イ病患者に見られる尿異常/蛋白尿をどう考えるか

イ病患者には尿異常(蛋白か糖陽性、または両者同時陽性)が高率に見られることは研究の初より指摘されていた。当初の研究班報告ではイ病患者に限定すれば尿異常出現率は90%以上に達している、とされていた。この

様な例を更に追求すると尿中にアミノ酸窒素（アミノN）の排泄が増加している、血中のCa、Piの減少が見られるなどの所見が得られるが、この所見は腎におけるこれら物質の再吸収が低下している、と考えれば説明可能である。陽性となった尿蛋白は所謂腎臓病（腎炎）に見られる現象として腎障害存在の指標と理解された。尿糖陽性例は糖尿病との鑑別が求められたが、血糖上昇がなく糖負荷試験の反応パターンから腎性糖尿と判定され、アミノNの増加ではグリシン・アラニン・リジンなどの増加が見られている。これらの所見は全て尿細管の再吸収障害が存在すると（仮定）すれば説明可能であり、前記の考えを裏付けていると考えられた。

　剖検例では腎糸球体は傷ついておらず、尿細管は上皮細胞が変性・萎縮して一部壊死・脱落像が見られ、周囲間質に軽度ながら細胞浸潤や線維化が見られており、形態学的にも臨床検査所見を裏付けるものとされた。昭和40（1965）年迄にイ病で見られる臨床的腎障害の（検査）所見は腎尿細管障害の反映である、と認識されていたのである。

6．この時点でのイ病の原因：Cd（単独）原因説と栄養障害説

　イ病が公表された後に問題となったのは「その原因は何？」であった。研究も当然その方向に志向される。昭和30〜32（1955〜1957）年には富山県が行った食事/栄養状態の調査は陰膳方式を用いた食事・食品の調査である。

　一方、萩野氏は岡山大・小林教授（当時）、農学者吉岡博士（当時）らと協力して神通川の水を中心に土壌、作物の調査を行い、これらにCdが多量に含まれていることを見出した。更にイ病患者の剖検で得られた臓器内の重金属（類）を調査し、Cdが肝臓、腎臓に多量に蓄積していることも発見した。加えてイ病患者発生の疫学的特徴（神通川流域に集簇している）から、Cdがイ病の原因ではないかとの考えが浮上したのである。

　この時期に金沢大学公衆衛生学教室の石崎有信教授（当時）はラットの

Cd負荷実験を行い、腎臓に特有な変化の生ずることを認めている。これらの事実から「イ病はCdが原因」との意見が多くの研究者の賛同を得たのである。

　Cd以外の原因についても早くから一つの考えが表明されていた。萩野・河野両氏の連名で昭和30(1955)年11月の北陸医学会で発表した報告では本症の原因を「イタイイタイ病と云う病気は骨軟化症と良く似ているけれども、若干違うところもある。これは栄養不良と過労が原因である」と述べている。しかしこの説を萩野氏は後日否定している。更にこの後に萩野氏は富山県立中央病院・多賀一郎院長(当時)と共同研究を行い、昭和31(1956)年4月の日本整形外科学会で(成果を)発表しているか、ここでもイ病の原因は「(前回と同様に)栄養不良と過労」、とされていたのである。萩野氏はこの結論に河野氏との共同研究の時と同じく不本意であった、として後日この結論を否定、更に自己の研究を推進されたのであった。昭和36(1961)年萩野氏によるCd(単独)原因説の表明以来、イ病の原因については「Cd原因説」が皆(研究者たち)の賛意を得だしていたのである。

　この様な状況の中で昭和41、42(1966、'67)年に文部・厚生両省の共同研究班が研究成績を発表したが、この頃にはCd原因説に疑問を持った研究者から以前の「イ病の原因は栄養不良と過労」と云う考えを離れて、新しく「イ病は栄養不足が原因ではないか」との意見が出されていた。金沢大学医学部内科・武内重五郎教授(当時)は明治時代末期〜大正時代の富山県のイ病類似疾患の調査報告を文献的に検討、研究班の生活環境調査報告、河野氏のイ病患者治療の臨床報告やイ病類似疾患多発地域として注目されていた富山県氷見地方の栄養調査報告などから摂取栄養(素)の不足、特にV.D.不足が原因ではないか、との説を発表した。これが「イ病・栄養障害説」で、イ病の原因としてCd説と栄養障害説が対立した形になったのである。

　しかし現実には圧倒的に「Cd原因説」が支持され、「栄養不足/障害説」を支持する人は殆どいなかった。特に昭和43(1968)年に「厚生省見解」

が発表されてからは栄養障害説は殆ど無視され、省みられなくなって現在に至っている。

第3章
厚生省見解の発表と
そのもたらしたもの（影響）

　イ病に関する初期の研究は昭和30(1955)年から40(1965)年にかけて行われた。昭和30～31年(1955～1956)に富山県が(今で云うCd汚染地域の)住民の栄養面を中心とした生活環境調査を実施した後も研究は続けられた。昭和38(1963)年からは厚生省・文部省の共同研究班が活動して昭和42(1967)年に研究報告が公刊されている。これらの報告(成績)を検討した厚生省は昭和43(1968)年3月に口頭で、同年5月に(公)文書で見解を発表した。これが世上に云う"いわゆる「厚生省見解」"である。

　本見解は発表されてから現在(平成25/2013年)までの45年間、何等改変・変更が行われずに続いてきた。そして本見解はこのままの形で世界的に日本国の公式見解として認められているのである。しかしわが国ではこの見解が国民に正確に理解されているとは云い難い。それどころか今の若い人達の多くはこの見解のあることすら知らないのである。

　見解がわが国のみならず世界的にもイ病/Cd中毒の理解に大きな影響を及ぼしたことは疑いない事実である。その厚生省見解をもう一度検証する。

第3章　厚生省見解の発表とそのもたらしたもの（影響）

1．いわゆる厚生省見解：
「富山県におけるイタイイタイ病に関する厚生省見解」の内容

　本見解はそれまでの約10年間の調査・研究の成果と検討を経て、昭和43(1968)年5月8日に文書で発表／公表された。発表文書の第2項「（イ病の）本態と発生原因について」で、(1)に「イタイイタイ病の本態は、カドミウムの慢性中毒により先ず腎臓障害を生じ、次いで骨軟化症を来たし、これに妊娠、授乳、内分泌の変調、老化および栄養としてのカルシウムの不足などが誘因となって、イタイイタイ病という疾患を形成したものである」と述べている。此処が"Cdがイ病の原因"とした見解の核であり、世上に云う「厚生省見解」の実体である。

　ここではイ病の原因がCdであるとしながらも、イ病の形成には妊娠や老化、栄養障害などが修飾因子として働く、とも述べており「Cd中毒＝イ病」という直接的な関係を是認しているわけではない。前記の厚生省見解で注意すべき点は、後段に述べられている妊娠から栄養障害まで含めた多因子の関与があった、としている点である。本見解の付属文書にはイ病発症についての議論では多くの研究者が「イ病多因子説」を容認しており、「カドミウム単独説や栄養障害説は少数意見」であった、と明記しているのである。

　見解ではイ病の原因を「本症患者の体内にはカドミウムの異常蓄積が証明されること、腎尿細管にカドミウムによる中毒性変性が認められ、カルシウム等の再吸収能が衰えていることなどからカドミウムの慢性中毒であることは確実であり、これに低カルシウム、低蛋白、内分泌の変調などが誘因となって本症を形成するに至る」ものであると述べ、「骨の変化は腎性骨軟化症であり、いわゆるファンコニ症候群と呼ばれるものに極めて良く似ている」として、イ病の原因はCdであると(ほぼ)断定している。

　ファンコニ症候群とは小児期に起こる先天性の骨軟化症であり通常は「くる病」と呼ばれるものを指す。ただこの場合は先天的に腎臓の近位尿

細管が形成不全〜欠損状態(白鳥の首様変形＝Swan neck deformity)にあり、腎性糖尿やアミノ酸尿、リンの再吸収不全と低リン血症や低カルシウム血症が存在し、これが骨軟化症に伴ったもの、との理解が一般的であり、最初の報告者の名前を冠した疾病である。この様な状態が成人(大人)に発症したものを「成人型ファンコニ症候群」と呼ぶが、イ病はこれに相当する、との理解である。つまり先ず腎臓に(この様な)病変が発症し、このために骨病変＝骨軟化症が発症した、との理解なのである。

それではイ病では「先ずカドミウムにより腎臓が傷害され、次いで(腎性)骨軟化症を来たし…」という経路が明確に証明されて居るのだろうか。見解ではこの点をジャンプしており、「腎から骨へ」のプロセスについて明確な説明はなされていない。両者を繋ぐ鎖があるとすれば「失われた(鎖の)輪＝ミッシング　リング」はそのまま残されていたのである。即ち見解はイ病において腎と骨を繋ぐプロセスを直接的に証明/明確化したものではなかったのである。

この時期(昭和43年前後)には既にイ病の主症状である「イタイ、イタイ」がV.D.の大量投与や蛋白同化ホルモンの使用で軽減することが判明していた。またV.D.大量投与は骨(軟化)の病変も改善するのである。これらの所見はイ病が成人型ファンコニ症候群であるとする見解に異議を唱えるものであろう。学問的に見れば、厚生省見解にもまだまだ異議申立てが出来たのである。

2．厚生省見解のもたらしたもの（社会への影響）

この見解は当時の我国国民に大きな影響を及ぼした。我国においては昭和36(1961)年のイ病カドミウム(単独)原因説が公表されて以来国民の関心は高まり、医学界でもイ病に見られるような骨軟化症がCd単独で惹起出来るか否かに関心が集っていた。医学界がこの問題を討議・検討中に「厚生省見解」は発表されたのである。見解はこの問題に関する研究の中

間報告的な意味を持つ筈であった。それだけ未解決な問題も多々存在したのである。例えば見解では「カドミウムは先ず腎臓を侵し…」と述べているが、Cdがどんな過程（プロセス）を通して腎臓を傷害するのか、その際に臨床的にはどのような症状・徴候が見られるのか、などについての記述はない。尿細管の再吸収機能が傷害されるといっても、尿細管のどの部位のどんな機能がどの程度侵されるのかについても不明なまま。この段階では各種問題については未だ研究は途上なのである。「イ病は腎性骨軟化症」と云っても厳しく云えば"推論"の域を出ていない。科学的な解明が十分に為されていたとは云えないのである。

　一方社会では「四日市喘息」や「水俣病」、森永の「砒素ミルク事件」などが知らされて「公害病」という概念が急速に広まって行った。そして公害病を発生させた（大）企業に対する批判が高まって来たのである。昭和43(1968)年にはイ病に続いて水俣病が国から公害病と認定されたことから、「水銀＝水俣病」、「カドミウム＝イタイイタイ病」という図式が市民権を得たのである。

　当時の国民はイ病と云っても直接の関係者以外は「イ病」の内容を十分に理解していたとは云い難い。当時の報道では何故か「見解」の前段のみが強調され、後段については「お添えもの」的な扱いであった。この様な見解の扱いに厚生省は是正の指示など出していない。マスコミも後段部分の紹介・解説には力を入れていなかった。その結果か見解の後段は忘れ去られ、世間では「カドミウムは怖いもので、触るとイタイイタイ病になる」との認識から"イ病はCd中毒"という図式が社会に定着したのである。現在の世間におけるイ病に対する認識もこれと大同小異であろう。特に若い人達の間では「イタイイタイ病」という言葉さえ覚えていない人が多いのである。

エピソード１

　Cdの環境汚染については世界的にも問題となっており、WHO内でも

問題提起が為されていた(ILOやIPCSなどで)。Cd関連の会議ではこの問題に対するTask force、Working groupが作られて熱心に討議が行われた。わが国の研究者(達)もこの様な会議に委員として参加し、諸外国の委員と議論を戦わせたが容易に意見の一致は得られなかった、と云う。議論が行詰ると相手はわが国の委員に「お前の国には(政府の)公式見解(厚生省見解)が有るではないか。それは変更されたのか」と聞く。当方が「否」と答えると相手は「それではお前の話は違う」として、以後は議論にならなかったと(当方の)委員は嘆いていた。

エピソード2

厚生省見解は発表以来40有余年、全く手が加えられていない。学問の世界ではどのような意見/学説も学問の進歩により新知見が加わればそれを用いて以前の意見/学説を検討・検証し、誤謬が発見されれば(その点が)訂正されるのが常である。本見解にも今迄に「見直し」の機運や要望が何度かあった。しかし何故か総て見送られて「見解」は不磨の大典の如くuntachableな存在であり続けているのである。

3. 厚生省見解発表以後のイ病に関する研究の変化

イ病の研究はこの見解発表を境に大きな転換を遂げる。昭和30年からこの時期まではイ病の本態解明が主であった。その結果イ病は骨軟化症ではないか、との意見が主力となり、研究の方向は主として「骨の病変」に向けられたのである。そして昭和38(1963)年以降は「イ病は骨軟化症」ということで研究者間では意見の一致を見たのである。

しかし昭和38(1963)年頃には研究者の興味はイ病患者の腎障害(の本態)に向けられていた。特に蛋白尿(尿蛋白)についてはイ病研究始まって直ぐに検索の対象になっていたのである。昭和30年代後半からは研究の方向が「骨から腎臓へ」志向されるようになった。そして蛋白尿の検討を

手掛かりとして、イ病患者の腎障害/Cdの腎障害についての研究から、Cdの腎臓に対する影響（障害）に関する知見が飛躍的に進歩/増加したのである。それでもこれらの研究が目指した「腎臓から骨へ」の道筋が明らかになった、とは云い得ない。つまり厚生省見解の云う腎性骨軟化症が証明された、とはならなかったのである。

　この後に研究方向は再度変更された。腎臓に関する研究がやや停滞した昭和50年代後半から、研究の方向は再度骨に向けられた。イ病の認定について「イ病は骨軟化症」との厚生省見解の発表を受けて、認定申請者に骨軟化症の存在が証明されれば良い、との考えが浮上したのである。この問題についてCdが直接骨を傷害して骨軟化症を生起するかという問題と共に、骨軟化症の診断は何を以って行うか、ということが問題になったのである。骨軟化症の診断で重要視されている骨の病理組織学的変化では"類骨組織の増加"が注目された。以後はこの問題の検討が暫くは続く事になる。

　この問題が一応の解決を見た前後から、研究は更に新しい方向を目指す。Cdの毒性についてはその発現機構についての検討が従来より行われて来たが、平成7、8(1995、'96)年頃からはこの問題を細胞レベル・分子生物学的見地から追求することが行われるようになって来た。同時にイ病患者を含むCd汚染地域住民の健康診断成績の解析と個人レベルの長期追跡成績を用いて、イ病患者やCd汚染地域住民の生命予後、当人が有していた基礎疾患や合併症の種類とその推移、その他について疫学的、統計学的手法を用いての検討が行われている。

　これらの研究がどのような成果を挙げ、イ病研究にどのような影響をもたらすかは、今後の推移を見なければなるまい。

第4章

第Ⅱ期・腎臓の時代

昭和40(1960)年〜昭和58(1983)年頃／Cdによる腎障害と骨軟化症との関係

　イ病患者は腎臓が悪いのではないか、との推定は本病の発見当初から考えられていた。なぜならばイ病患者では尿蛋白陽性例が90%を超えている、アミノNの排泄量も多い、糖尿病ではないのに尿糖が陽性である(腎性糖尿)、リン再吸収能(% TRP)も低下している、などの所見から腎、特に腎臓の再吸収能が侵されているのでは、との意見は早くから出されていたのである。

　この問題解決の最初の試みがイ病患者の蛋白尿の精査と尿蛋白の解析であった。

Ⅰ　イ病患者の腎障害と蛋白尿

1．イ病患者の蛋白尿

　イ病患者の蛋白尿は排泄量が極めて少量、というのが特徴である。当時は尿蛋白の定性にスルフォサリチル酸法が用いられていた。この方法ではイ病患者の蛋白尿(の程度)は(±)〜(+)程度であり、蛋白濃度としては20〜30mg/dL程度だったのである。従って定量も末吉法は使用出来ずキングスベリー・クラーク法が用いられていたが、この方法でも難しかった。

この傾向は昭和40年代に尿蛋白定性法として試験紙法(テープ法)が導入されても変わらなかった。試験紙法は蛋白濃度が10mg±a/dL 前後で(±)と判定可能なので、イ病患者尿は「試験紙法で蛋白(±)以上は(尿)蛋白は陽性と判定」すると云う合意が得られていたのである。なお当時の腎臓病(腎炎)では蛋白尿の程度は(+)以上が殆どであり、(2+)〜(3+)のものも珍しくなかった。ネフローゼ症候群では多すぎて測定不能・多量などの表現が用いられていたのである。腎臓病では尿蛋白は多い、というのが当時の常識であった。この点でイ病患者の(微量の)蛋白尿は"変わった"モノだったのである。

2．イ病患者の尿蛋白構成成分

　イ病患者に見られる蛋白尿はどのような種類の蛋白で構成されているか、それは腎炎の蛋白尿/尿蛋白とは違うのか、が次の課題であった。

　富山衛研の城石(和子)研究員(当時)はイ病患者の尿蛋白をSDS PAGE(電気泳動法)で解析、その泳動像は$a \cdot \beta$位にピークを有する特異なものであること、糸球体腎炎のそれとは明らかに異なっていることを見出している。そしてイ病患者に見られる蛋白尿は従来の腎臓病のそれとは違う、イ病の腎障害は尿細管障害が主体ではないかとされている事から、この蛋白尿は尿細管性ではないか、との考えを表明している。

　「厚生省見解」発表の後に上田泰慈恵医大第二内科教授(当時)はイ病研究班員の武内重五郎東京医科歯科大学第二内科教授(当時)よりイ病患者の尿蛋白解析についての協力依頼を受け、この問題に着手した。城石研究員の好意により10名のイ病患者尿の提供を受け、この尿蛋白を糸球体腎炎患者およびネフローゼ症候群患者の尿(蛋白)を対照として分析を行ったのである。

　ろ紙およびセルローズアセテート膜を用いてイ病患者および腎炎・ネフローゼ患者の尿蛋白を電気泳動法で分析すると、糸球体腎炎患者尿はアル

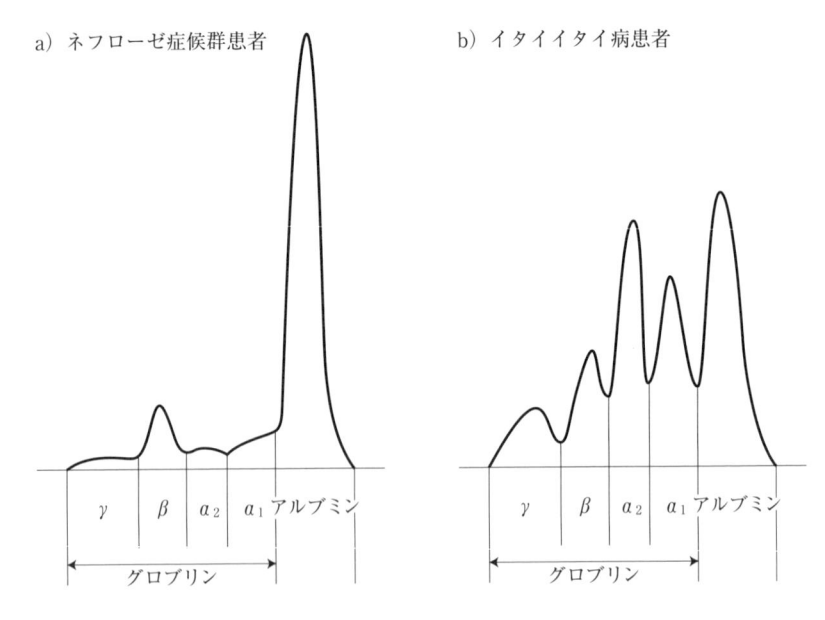

a) ネフローゼ症候群患者　　　b) イタイイタイ病患者

γ　β　α₂　α₁ アルブミン　　　　γ　β　α₂　α₁ アルブミン
　　グロブリン　　　　　　　　　　　　グロブリン

図1 セルロースアセテート膜を用いた尿蛋白電気泳動像

ブミン分画が75〜80%前後を占め、グロブリン分画ではβ位に数%のピークが認められる泳動像が得られる(図1)。しかしイ病患者の尿蛋白ではアルブミン分画は30数%で、α、β位に40%以上の二峰性ピークを示す泳動像が得られ、城石研究員の指摘通り両者の泳動像は明らかに異なっていた(図2)。泳動像の違いは余りにも特徴的だったのである。

更にこの泳動像の差の原因を究明すべく分子量の異なる24種類の蛋白をR-SRID法で測定/定量して分子量別に区分して見ると、イ病患者の尿蛋白は分子量40,000以下の蛋白が42%前後、アルブミンは15%＋α程度だったのに対し、糸球体腎炎患者尿では分子量70,000程度のアルブミンが76%程度、分子量40,000以下の蛋白は10%前後しか認められなかった。特に分子量20,000以下の蛋白の動きは特徴的で、イ病患者尿は糸球体腎炎患者尿のそれの10倍以上排泄されていたのである。これから見るとイ病患者尿は明らかに低分子量蛋白尿(low molecular weight proteinuria=

a) 胃炎患者の尿蛋白

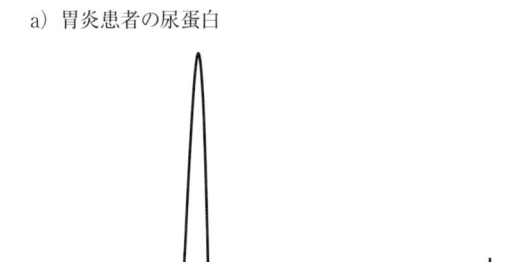

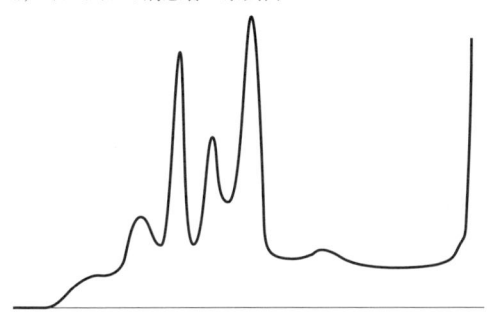

b) イタイイタイ病患者の尿蛋白

図2 SDS-PAGEによる尿蛋白の電気泳動像

LMW-P)であると云える。

3．イ病患者の低分子量蛋白尿と尿細管障害の関係

　低分子量蛋白尿は尿細管障害由来と以前より説明されていた。イ病患者の尿蛋白解析成績からいえば、イ病患者にも腎尿細管障害が存在している、と云う事になる。これは事実であろうか。この問題を解決するために上田グループは腎近位尿細管機能が先天性に障害されている De Toni

Fanconi症候群や Lowe症候群、Wilson病などの患者尿を北川照男日大駿河台病院小児科教授(当時)のご好意で分けて頂き、イ病患者尿と同様に分析した。その結果、これら患者の尿蛋白は低分子量蛋白であり、電気泳動像や尿蛋白構成成分分析成績もイ病患者尿蛋白分析の結果と一致したのである。この事実はイ病患者に見られる微量蛋白尿は低分子量蛋白尿であり、その成因は腎尿細管、特に近位尿細管の機能異常/障害によるものである事を示すものと云えた。イ病患者の腎障害はいわゆる腎臓病(殆どが糸球体腎炎)とは異なり、腎尿細管、それも近位尿細管障害に起因すると推定出来たのである。一方、既に知られていたイ病患者に見られる尿中アミノNの排泄増加(アミノ酸尿)は尿中アミノ酸の同定・定量から酸性、塩基性、中性アミノ酸の全てが排泄されており、特定のアミノ酸が大量に尿中に排泄されるグリシン尿症やチスチン尿症とは異なることが判明した。通常は尿中には殆ど排泄されないプロリンや水酸化プロリン(OH-プロリン)などが良く見られるのも特徴的であった。これらの成績からイ病患者に見られるアミノ酸尿は全般性(汎)アミノ酸尿(generalized aminoaciduria)である事が判明した。糖尿も腎の糖再吸収障害による腎性糖尿であること、低P、低Ca血症も見られること、症例によっては重炭酸の漏出(bi-carbonate wasting)と血中重炭酸濃度の低下＝酸血症(acidosis)まで進行する例もあることも判明したことなどから、イ病患者に見られる腎障害は「多発性近位尿細管機能障害(multiple (proximal) renal tubular dysfunction)」と呼ばれている。これらを纏めて表示したものが「近位尿細管症候群(proxymal renal tubular syndrome)」である。

4．近位尿細管症候群における低分子量蛋白尿の位置付け

尿細管の再吸収機能には色々なものがあるが、臨床的に使用されているのは数種類に過ぎない。①腎(近位)尿細管で特異的に再吸収・代謝されている蛋白がこの部の障害により尿中へ排泄されて生ずる蛋白尿、②糖の再

吸収障害による(腎性)糖尿、③総てのアミノ酸再吸収が障害されてこれらの尿中排泄が増加する汎(全般性)アミノ酸尿、④リン再吸収能低下(％TRP低下)と低P血症の発現、⑤重炭酸の漏出／喪失(bi-carbonate wasting)、⑥(近位)尿細管型酸血症(renal tubular acidosis・TypeⅡ)などが近位尿細管症候群に含まれている。

　本症候群を来す頻度の高い原因は腎毒性物質による腎障害であるが、特徴は近位尿細管の再吸収機能が全て(一様に)侵されることであり、この場合は汎近位尿細管機能障害(pan-proxymal renal tubular dysfunction)となることが知られている。その後の研究で近位尿細管障害の臨床的徴候では最初に現れるのが蛋白尿であり、次いで糖尿、汎アミノ酸尿で、遅れてリン再吸収能の低下、重炭酸漏出、酸血症が現れる事が判明した。そしてこの蛋白尿は低分子量蛋白尿であり、本蛋白尿は近位尿細管機能異常／障害時に最も早く現れる(臨床)徴候である。従って臨床的に腎毒性を有する薬剤(アミノ配糖体系抗生物質や重金属含有抗癌剤、水銀利尿薬など)を使用する際には定期的に低分子量蛋白尿の有無を検証し、障害発生の早期発見と予防に用いているのが現状である。本症候群における低分子量蛋白(尿)の重要性が認識されるであろう。

5．尿中低分子量蛋白の種類と意義

　近位尿細管障害時に最初に現れるのは低分子量蛋白(分子量40,000以下)の排泄増加である。この蛋白の中では特に分子量20,000以下のものが良く知られている。中でも酵素のLysozyme(LZM＝m.w.12,000)、蛋白ではRetinol Binding Protein(RBP＝m.w.20,000)、β_2-microglobulin(β_2-m、m.w.11,800)などが生成部位、代謝経路等が良く知られており、低分子量蛋白の代表として用いられる事が多い。

　これらの蛋白は正常人では腎糸球体で90％以上がろ過され原尿中に出る。そして近位尿細管で99％前後再吸収され尿細管細胞で oligo-peptide

からアミノ酸にまで分解されて血中へ戻って行く。従って近位尿細管細胞の(低分子量)蛋白再吸収・処理機能が傷害されれば未処理の蛋白が尿中へ漏出し、尿中排泄が増加するので、これが近位尿細管障害の早期発見に利用されるのである。

　LZMは単球で産生されて血中に放出される。腎糸球体ではその90％以上がろ過され近位尿細管で99％が再吸収されるが、大量に負荷された場合はLZMそのものが腎障害を惹起(LZM-nephropathy)して更に尿中LZM排泄を増加させる。単球性白血病で高LZM血症とLZM尿症が診断基準の一つになっているのはこの故である。β_2-mについても同様のことが云えるが別に詳述する。

　従って近位尿細管障害が疑われた場合は尿中低分子蛋白の排泄量をチェックすることが優先するのである。

エピソード1

　Lysozyme(LZM)は1953年にペニシリンの発見者Fremingにより見出された酵素である。特性として特定の細菌(Micrococcus Lysodectecus)の細胞壁を溶解する能力を持っていたので、FremingはPenicillinと併用して感染症に対するPcの治療効果の向上を図ったが期待した効果が得られず、この治療法を断念した、と云う後日談がある。

　その後、再びLZMが脚光を浴びたのは1971年に米・コロンビア大学のOssarman教授の単球性白血病に関する研究(論文発表)からである。教授はLZMが単球で生成されること、単球性白血病ではLZMが血中に大量存在すること、更にLZMは単球性白血病患者の尿中に大量に排泄されている(LZM尿症)ことも発見した。後日、高LZM血症とLZM尿症が単球性白血病の診断基準に取り入れられたが、当然であろう。

　LZM尿症の検討過程において、腎におけるLZMの排泄・処理機構が解明されたが、結果は腎近位尿細管障害時の低分子量蛋白尿と同様な意味を持つものであることが判明した。これらの事実が明らかになったのは

1970年代前半である。

> エピソード2

　我が国でイ病の腎障害が問題になったのは、昭和43(1968)年以降である。

　当時、慈恵医大の上田グループは抗生剤の腎障害に関連して腎尿細管障害の研究を行っていた。そしてOssarman教授の発表論文などからLZMに着目して腎疾患における尿中LZMの動態を検討していたのである。当時の我が国ではヒトLZMの純品などは入手すべくもなかった。そこで上田グループはLZMの活性を測定することにより定量化を行っていたのである。この際の標準品は卵白LZMであったが、測定法の改良により相当程度の精度・感度を確保出来ていた。

　しかしこの方法も酵素が蛋白量で表示されるようになると無理がある。そこで本研究の担当者は教室から腎不全の研究のため米国に留学していた石田尚志講師（当時）にお願いして（実際には無理を云って）Ossarman教授に連絡とお願いをして貰い、当時教授が単球性白血病患者尿から単離・精製して持っておられた純品のヒトLZMの数ミリグラムを分与して頂くことに成功した。これでヒトLZMを指標としたイ病患者はじめ各種近位尿細管障害患者の尿中LZMの定量が的確に行えるようになったのである。

　石田講師はこの無理難題に仰天されたであろうが、良く願いを叶えて下さった。その努力は「イ病患者に見られる腎障害の本態は近位尿細管障害である」と云う研究結果に反映しているのである。

　これだけ苦労した尿中LZMの測定も、我が国でRIA法を用いたβ_2-mの測定がコマーシャルベースで出来るようになった昭和45(1970)年頃以後は、宝物として持っていたヒトLZMの純品も次第に消耗、使い尽くすと補給が続かない。第二次大戦の日本軍と同じように「後援続かず」となって、ヒトLZMの測定は研究室レベルで終幕となったのである。しかしその業績はイ病（腎障害）研究の一里塚として記録に留めても良いであろ

う。

6. 近位尿細管症候群とは何か

　近位尿細管の再吸収機能には色々なものがある。しかもその機能の一つひとつが個別に侵される疾患もあれば、全部が纏めて侵される病態もある。特に最近は治療薬剤が多岐に渡るようになり、中には腎毒性を有する物質が含まれている場合も多い。腎毒性物質が腎に作用すると主として近位尿細管を特異的に傷害する。この場合、尿細管機能は総て侵される。

　その際の臨床徴候は
① 低分子量蛋白尿(LMW-P)
② 腎性糖尿(renal glycosuria)
③ 全般性アミノ酸尿(generalized aminoaciduria)
④ リン再吸収能の低下(depression of ability for phosphate re-absorption)
⑤ 重炭酸の漏出(bi-carbonate wasting)
⑥ 近位尿細管型酸血症の発現(prominent of renal tubular acidosis/RTA・typeⅡ)
である。この様な状態を「近位尿細管症候群」という。

　本症候群の最初の徴候が低分子量蛋白尿であるが、通常本蛋白の尿中排泄量は僅かなので、以前用いられていた尿蛋白検出法では捕捉出来ないことが多かった。これにアルブミン等の他の高分子蛋白の排泄増加が加わって、初めて「蛋白尿」と認定されていたのである。

　なおこれらの徴候の出現には遅速があり、最初／最も早期に出現するのが低分子量蛋白尿であり、次いで腎性糖尿、汎アミノ酸尿で、遅れてリン再吸収能低下、重炭酸漏出と続き、更に遅れて酸血症が発現するのである。

7．イ病患者の腎障害の本態

　昭和50年代後半には尿蛋白の解析を突破口としたイ病の腎障害の本態はほぼ解明されたと云って良い。即ちイ病患者に見られる蛋白尿は低分子量蛋白尿であり、特に分子量20,000以下の低分子量蛋白の動きに特徴があること、近位尿細管の各種再吸収機能は総て侵される多発性近位尿細管機能異常/障害であること、その集大成が近位尿細管症候群として認識されること、などである。この様な症状・徴候が起こる原因で最も多いのが腎毒性物質の作用であり、イ病では原因物質にCdが想定されていたのである。この問題については後段で詳述するが、得られた研究成果からすればイ病・Cd汚染地域住民に見られる腎近位尿細管機能異常/障害の原因はCdであろうと考えて良いようである。この腎障害が「見解」の云う「腎障害」と考えて良いのではないか。

　腎の機能単位はネフロンであり、ネフロンは糸球体と尿細管から成り立っている。イ病の腎障害は尿細管、それも近位尿細管に特化して起きていると云って良い。糸球体については(別項で説明しておいたが)Cdによる障害は認められていない。イ病における腎障害の原因は特異的に腎近位尿細管を障害する物質ないしは疾患と考えるべきであり、その物質がCdである、と考えれば良い、のである。この考え(方)に矛盾はないであろう。イ病の腎障害の本態はCdによる腎障害、と考えて誤りはない。

II 低分子量蛋白・β_2-ミクログロブリンとイ病の腎障害との関係

　イ病に関する研究の中でβ_2-ミクログロブリン(β_2-microglobulin＝β_2-m)は特異な位置を占めている。この蛋白はCdの慢性中毒と何か特別な関係があり、尿中β_2-m排泄量を測定するだけでCdによる腎障害が総て解明される、という意見が表明された事もあった位である。本蛋白がそんな風に誤解されているのは、この蛋白の本質が充分正確に理解されていない

故である。本項ではβ_2-mとは何なのかを説明しておきたい。

1. β_2-ミクログロブリン発見の歴史

　1950年(昭和25年)、スエーデンのFribergはCd鉱山の従業員についての健康診断で僅かな蛋白尿(微量蛋白尿)を示す例の多いことを見出し、更に蛋白尿を構成する蛋白は小さいものであろうことを発表した。同国のBerggårdらはCd作業者に見られる尿蛋白を免疫電気泳動法で分析し、β位に薄いが特徴的な沈降線を見出し、この蛋白の単離・精製を行った後に分子量の測定も試み、分子量は12,000前後とほぼ確定した。これをβ_2-microglobulinと名付け、免疫学的測定法を用いて定量化にも成功した。同国のPetersonらは各種疾患患者の尿蛋白中の本蛋白の有無と量を測定、Cd(鉱山)作業者、Fanconi症候群、Wilson病患者などの尿中に著明に増加していることを認め、これら患者(測定対象者)の蛋白尿は低分子量蛋白尿であること、Fanconi症候群やWilson病の腎臓の所見から、この蛋白尿は尿細管(近位)障害に由来する尿細管性蛋白尿である、とした。そして本蛋白がCd鉱山労働者の尿から単離出来、しかもCd作業者の尿中に特異的に多く排泄されることから、研究者間では「β_2-mはCd作業者の腎障害を示す特異蛋白」と見做されてきた。一方では(近位)尿細管障害＝近位尿細管症候群の早期発見・診断の手掛かりとしてβ_2-mが重要視されるようになったのである。

2. β_2-ミクログロブリンの生成と代謝

　本蛋白は有核細胞が持つ主要組織適合抗原(MHC)のminor componentである。組織有核細胞が死滅/更新などで破壊される時にMHCも分解、この時にMHCのminor componentであるβ_2-mも分離して血中に放出される。血中ではβ_2-mは殆ど(90%)がmonomerで分子量は11,800に過ぎ

ない。これが腎糸球体よりろ過されるが、そのco-efficientは0.9前後であり血中のβ_2-mはその殆ど全てが原尿中に漏出することになる。しかし腎(再吸収)機能が正常ならばこの90%以上が近位尿細管で再吸収・代謝されており、膀胱尿へは0.3mg/24時間前後しか排泄されていない。従って尿中にβ_2-mが増加することは一義的には近位尿細管の機能障害で低分子量蛋白の処理能が侵された結果である、と云えよう。

3. β_2-ミクログロブリンの尿中増加の原因

この様な事態は腎毒性物質が作用した際に良く見られ、臨床的には治療薬剤でも起こるので注意が肝要である。治療薬剤で良く知られているものはアミノ配糖体系抗生物質(ゲンタミシン、アミカシンなど)やポリエン系抗菌薬(コリスチンなど)、抗癌剤(シスプラチンなど)、重金属類(水銀利尿剤など)、リウマチ治療薬(金製剤)やメトトレキサート(MTX)などが挙げられ、これら薬剤使用時には常に腎障害の発生＝低分子量蛋白尿の出現をモニターして置かなければならない。この場合、指標に良く使われるのがβ_2-mである。

治療薬剤以外では環境汚染物質としての重金属＝カドミウム(Cd)、水銀(Hg)、砒素(As)などが挙げられよう。(有機)水銀のうちメチル水銀(Me-Hg)は水俣病の原因物質として良く知られている。水俣病患者の尿中にはβ_2-mの排泄増加が見られるとの報告もあるので、Hg等の重金属が腎障害を起こす事は確実である。

一方、血中にβ_2-mが増加して腎の再吸収能を上回れば余分のものは尿中へ排泄されるので、これも尿中β_2-m排泄増加の原因となる。β_2-mはMHCのminor componentなので、細胞の崩壊・壊死などによって血中に増加する。悪性腫瘍に対する化学療法の実施、広範な組織の挫滅などがあれば細胞の破壊が増大しβ_2-mは血中に増加、over flowの形で尿中に排泄される。この尿中増加の機序は単球性白血病のLZM尿症と同じである。

また尿路系の悪性腫瘍はそれ自体の崩壊から尿中$β_2$-mの増加が認められている。

尿路感染症(UTI)は更に複雑になる。上部尿路の感染症(腎盂腎炎や尿路結石などとの重複感染)では$β_2$-mの尿中排泄は増加するが、下部尿路の感染(膀胱炎や尿道炎など)では増加はない。この所見は両者の鑑別にも利用されている。

4. $β_2$-ミクログロブリンの持つ臨床的意義

$β_2$-mはMHC構成成分の一部なので、それ自体がホルモンやビタミンの担送蛋白(CBGやTBG、RBPなど)のような生理的機能を持っている訳ではない。従って尿中に排泄される$β_2$-mは低分子量蛋白の一種に過ぎないのである。近位尿細管機能異常/障害の早期指標として各種低分子量蛋白が挙げられているが、これら蛋白の尿中排泄増加の臨床的意義(評価)はその分子の大きさ(低分子量)に意味があるので、各蛋白が有する生理的機能ではないのである。同様な意味でこの場合の尿中$β_2$-mも他の低分子量蛋白と同等に扱われるべきものであり、特別扱いされる蛋白ではない。

5. カドミウムと$β_2$-ミクログロブリンとの関係

$β_2$-mは発見当初からCdと密接な関係を持っていた。1950年にFribergがCd鉱山作業者の尿蛋白は"小さい蛋白"が主体であると発表、次いでBerggård等がCd作業者の尿から$β_2$-mを単離・精製して各種疾患患者の尿蛋白中の本蛋白を測定、尿細管(近位)障害疾患で尿中排泄が増加することを証明した。この時に本蛋白がCd作業者の尿から単離され、しかもこれが特徴的な所見であることから、Cd中毒を検討する際には尿中$β_2$-mの排泄増加を証明することが必要条件と考えられるようになった。またこの所見からCd中毒の診断にはこの所見(尿中$β_2$-mの排泄増加)が必須と

され、Cd=β_2-mという関係が定着したのである。

6．わが国におけるカドミウムと尿中β_2-ミクログロブリン

　わが国では昭和30(1955)年に神通川流域のイ病の存在が報告され、その原因追及から昭和36(1956)年に「イ病Cd(単独)原因説」が発表されている。この頃には既にイ病患者では微量蛋白尿が多く見られること、同時に糖尿、一部アミノ酸尿の存在も確認されていた。文献的にもFribergやBerggård等の論文からCd作業者の尿中にβ_2-microglobulinという低分子量蛋白の存在することが我が国でも知られていた。しかし当時の我が国にはこの蛋白を測定する方法がなかったのである。しかし富山衛研では電気泳動法(SDS-PAGE)を用いてイ病患者の尿蛋白を分析、所謂腎臓病(主として糸球体腎炎)の尿蛋白とは違うことを見出しており、この蛋白尿がCdによる腎臓障害の証ではないかとの考えを当時から持っていた。この後にわが国でも免疫学的手法(ロケット免疫電気泳動法)を用いてβ_2-mの測定が試みられ一定の成果が得られたが、本測定法は大変手間が掛かること、特異性は良いが感度に難があること、何よりも純品のヒトβ_2-mの入手が容易でない(標準品がない)ことと相俟って、本測定法の実用化は難しかったのである。

　昭和43(1968)年に慈大・上田教授(当時)がイ病研究班に参加、昭和47(1972)年にはイ病患者の蛋白尿は低分子量蛋白尿＝近位尿細管機能異常/障害由来の尿細管性蛋白尿であることを証明して以来、わが国、特に"Cd汚染あり"と(国に)指定された地域を抱える県では尿中β_2-mの測定が強く望まれていた。これに応えるように昭和45(1970)年頃に㈱ファルマシア(当時)がβ_2-m測定用のRIA(Radio Immuno Assay)キットを日本で発売しよう企画して上田教授に治験を依頼した。教授は関係者を集めて研究班を組織、検討を重ねた結果「本法は特異性・感度がきわめて優れており、実用に耐え得る優秀な測定法である」として関係官庁に申請、わが

国での使用の許可を得た。その結果Cd汚染地域を抱える県の衛研が率先して使用、これが一般臨床にも普及して中検レベルで使用される様になり、一般臨床を含む医療界全体にβ_2-mの測定・評価が普及したのである。

　β_2-mのRIA測定法はアイソトープを取り扱う設備がある所ならば容易にキットを使用出来ること、本測定法は特異性・感度共に抜群で測定値の信頼性が高いことから、Cdの腎障害研究に寄与する所大であった。特にCd汚染地域住民の健康診断に用いられて抜群の威力を発揮、Cdの環境汚染の判定・評価、(住民の)被害認定に大きな影響を及ぼしたことは記憶に新しい。

　その結果、β_2-mは過大評価されて「この蛋白はCdと特殊な関係があるので"Cd中毒(疑)患者の尿検査はβ_2-mだけ測定して置けば良い"」と云った風潮が生まれ、遂には「尿中β_2-mの存在はCdによる腎障害の存在をあらわす。一度尿中にβ_2-mが出現すればそれは常に増加し、同時に腎機能も悪化する。この変化は不可逆性で患者は遂には腎不全で死亡する。だからCd中毒患者(イ病患者も含む)の尿中β_2-mを測定すれば患者の腎臓の状態は勿論、その(生命)予後まで判明する」との考えが一部で囁かれる様になってきた。その結果、尿中β_2-m排泄量の変動が正常範囲内であってもその増加は"異常"と捉えられ"病的"と判断されるようになったのである。これは流石に行き過ぎ、と判断されてこの様な主張は間もなく姿を消したが、わが国での"β_2-m神話"は現在まで尾を引いている。そして一般研究者間でもこの様な考えが(無批判に)信じられているのが現況なのである。

7. Cd汚染地域住民の腎障害：β_2-ミクログロブリンの尿中排泄増加はカドミウム腎障害と診断出来るか

　Cd汚染地域住民で尿中β_2-mの排泄量増加が認められるからと云ってその人にCdによる腎障害が存在する(多くの場合はその通りであるが)と

云う訳ではない。当該地域がCdで汚染されており、かつCd以外の近位尿細管障害物質の汚染が重複していないこと、該当者が汚染地域に長年月住んでいたこと、また個人としても近位尿細管障害を来す様な疾患（糖尿病や慢性腎盂腎炎、各種悪性腫瘍など）に罹患しておらず、かつそのような薬剤（アミノ配糖体系抗菌薬やポリエン系抗菌薬、シスプラチンなどの抗悪性腫瘍薬など）を使用していないことが確認されて初めて「Cdによる腎障害」と診断出来るのである。

　従来の報告でも神通川流域で近位尿細管症候群が明白で生前はイ病患者として認定されていた人が剖検で糖尿病性腎症や慢性腎盂腎炎と診断された例が極少数ながら存在する。また山形県県吉野川流域のCd汚染地域調査では、対照地域にCd汚染地域で発見された近位尿細管症候群よりも典型的な例が発見されたが、その後の調査で本人が腎毒性を有する農薬を長期間使用していたことが判明、Cdとは無関係であることが証明されCd腎障害は否定された。

　Cd汚染地域であっても"尿中β_2-mの排泄増加があればCdによる腎障害である"と直ちに診断出来る訳ではない。色々な要素を考慮して初めて「Cdによる腎障害」の診断が可能となるのである。

8. "カドミ腎症"と尿中β_2-ミクログロブリンの関係

　β_2-mは今まで述べてきたようにCdと密接な関係を有している。しかしCd汚染地域住民に見られる尿中β_2-mの排泄増加はCdによる直接腎障害の証拠と主張する人と、それに疑問を持つ人との間に多くの討議が行われて来た。特にこの事象がイ病の本態である「腎性骨軟化症」発症の先駆現象であるか否かについては、この時点でも賛否両論があったのである。この傾向は世界的なもので国際会議でも議論になっていた。β_2-mは腎近位尿細管障害時に尿中排泄が増加すること、Cd作業者では尿中にこの蛋白が増加すれば腎障害が存在することの指標になる、と指摘されたのが

1960年代末である。以後、この問題について多くの議論が行われて来たが、評価が一致していたとは云えなかった。この問題を解決すべく平成4(1992)年に我国の「慢性Cd中毒研究班(通称)」は自治医大公衆衛生学・野見山一生教授(当時)を conductorとしてβ_2-mの生化学的、臨床的意義を中心にCdに関する各種問題を討議すべく東京で「Proceedings of International Symposium on "Bio-Clinical Significance of Urinary β_2-Microglobulin"」なる会議を開催した。会議は国外からこの問題に精通した米国のE. C. Foulkes、H. C. Gonic、ベルギーのR. Laauerys、の三氏を招聘し、これに国内の腎臓研究者・Cd慢性中毒研究者の参加を得て行なわれた。会議の詳細は報告書に譲るが、この時点でβ_2-mの尿中排泄増加は腎近位尿細管障害で起ること、Cdは単独でも特異的に腎近位尿細管を傷害すること、従ってCd汚染地域住民に見られる尿中β_2-mの排泄増加はCdによる腎近位尿細管障害の反映であると判断して良いこと(Cd以外に腎近位尿細管障害を来たす因子が環境にも個人的にも関与していないことが判明した場合は)などについては大方の合意が得られた(様であった)。他方、尿中β_2-mの排泄増加は体内のβ_2-m過剰産生や上部尿路感染症、間質性腎炎でも起こることがある等の知見が発表され、尿中β_2-mの排泄増加の原因は単純ではないことが認識された。しかしCdによる腎障害から(腎性)骨軟化症に至る道筋は示されなかったし、Cdは単独でも成人型ファンコニ症候群を惹起する、と云う意見については合意が得られなかった。

　この様な国際会議においてもβ_2-mの尿中排泄増加は腎近位尿細管の機能障害の反映であり、Cdは単独でも腎(近位尿細管機能)障害を起こすので、Cdの環境汚染地域で尿中β_2-mの排泄増加があれば(Cd以外に腎障害を来たす物質の環境汚染がない場合には)Cdによる腎障害が(汚染地域住民に)存在するとして良い、と認められたのである。

III カドミウムの腎障害とビタミンDとの関係

　厚生省見解の云う「腎臓から骨へ」への道筋は昭和40年代にも不明のまま残されていた。両者を繋ぐ鎖が有るものとすれば、その鎖は連続しておらず途中が不明のまま残されており、"失われた鎖の輪：ミッシング リング(missing ring)"は残ったままだったのである。

　1970〜1971(昭和46〜47)年にV.D.の代謝経路が解明され、V.D.が生物学的に活性化されるためには代謝最終段階で腎臓の関与が必要なことが明らかにされた。これが「腎から骨へ」の道筋解明に役立つのではないかと考えられた。即ちCdの腎臓障害でV.D.活性化が障害されるならば、生体はV.D.欠乏状態(D欠)になるので骨軟化症が発症する、という考えである。昭和40年代半ば〜50年代前半はこの問題を中心に検討が行われ、大規模な動物実験もここに組み込まれた。イ病の病態に関する研究の新しい展開である。

1. カドミウムの標的臓器は腎臓か

　「厚生省見解」では「Cdは先ず腎臓を侵し…」と腎臓が標的のような書き方をしているが、実際にはどうなのであろうか。

　イ病患者の剖検やCd汚染地域住民の剖検等により得られた臓器の重金属を測定した結果では、色々な臓器で他の重金属(ZnやPbなど)に比しCdがより多く蓄積していた、という。中でも肝臓と腎臓は特異的にCdが多く含まれて(沈着して)いた。Cdの人体への侵入経路はCdを含む食物が経口的に摂取され腸管から吸収される。吸収されたCdは門脈を経て肝臓に到達、ここでCdは肝臓で誘導・合成された低分子量蛋白メタロチオネン(MT)と結合して血流に乗り腎臓へ到達する。腎臓ではCd-MTの形で蓄積している。そしてCdの生物学的半減期は20〜30年とされており、容易に体外へ排泄されない。Cd-MTの形ではCdの毒性は発揮されないが、

CdがMTと離れて単体(金属Cd)となると毒性が現れる。腎臓ではCd-MTは一部解離してCd単体(一部イオン化)として尿中へ排泄される。この間にCdの毒性が発揮される、と考えられている。

　機能的に見ると肝機能はイ病患者でもCd汚染地域住民でもほぼ正常で、特にCdの影響を受けているとは思われない。しかし腎機能はCdにより近位尿細管の再吸収機能が強く侵されている(近位尿細管症候群が現れる)。そしてこの影響で糸球体機能を示す糸球体ろ過率(GFR)も低下する事が知られている。

　形態的にも肝臓はその細胞構築(像)も肝細胞自体も正常に保たれているが、腎臓は(近位)尿細管に限局して尿細管上皮細胞の変性、壊死・脱落、尿細管の甲状腺様変化などが目立ち、間質にも細胞浸潤と線維化(何れも軽度)が認められる。この変化はCd腎障害の特徴的な変化とされている。

　これらの事実を総合すればCdは特異的に腎近位尿細管(細胞)を傷害することが判るので、Cdの(第一)標的臓器は腎臓である、と云って良い。

2. 腎臓とビタミンDとの関係：腎におけるV.D.の活性化

　V.D.の代謝を解明したのは米・ウイスコンシン大学のDeLuca教授(のグループ)である。1970(昭和45)年から71(昭和46)年後半までに教授はV.D.は腎臓で活性化されて生理的機能を発揮することを明らかにした。

　生体に取り込まれたV.D.の基礎物質(proD)は皮下へ移動して紫外線の働きでV.D.前駆物質(preD)に変わる。これが肝臓へ移動してV.D.の基本構造の25の位置に水酸基(OH)が結合して25OH-Dとなる。この物質は未だV.D.の(生物学的)活性は持っていない。本物質が腎臓へ移動して基本構造の1αの位置に水酸基が結合して$1\alpha \cdot 25(OH)_2$-Dという物質になる。これがV.D.の生物活性を持った"活性型ビタミンD"である。そして腎臓におけるこの反応は腎近位尿細管細胞及び間質細胞に存在する1α水酸化酵素(1αOH-ase)の作用であることも明らかにされた。

この代謝経路の何処かが障害されれば最終代謝産物の活性型V.D.は産生されず、生体は「D欠状態」となる。例えば日本海側(裏日本)地域の冬は晴れる日は極僅かである。しかも山間部では晴れても日照時間は極短時間で、屋内の生活では日光に当る時間が殆ど無い。この状態ではproDが皮下で紫外線を受けてpreDに変換することが出来なくなる。大正～昭和初期の裏日本・山間部の子供達が「くる病」になったのは日照不足／日光浴が出来ないこともその一因であろうと推測されていたのは意味の無いことではない。V.D.欠乏によるとされる疾患ではV.D.の代謝経路を検討することが必要となったのである。

　腎炎などで慢性腎不全(CRF)となった場合は血中の活性型V.D.濃度が低下して低Ca血症を来たし、二次性の副甲状腺機能亢進症を誘発する。この場合の活性型V.D.低下は、傷害された腎臓における1α-OHase が減少して$25\cdot OH\text{-}D$から$1\alpha\cdot 25(OH)_2\text{-}D$が産生されなくなることに起因している。この構図はCRFで見られる貧血(腎性貧血)が障害腎においてエリスロポエチン(Epo)産生が低下することによる、とされるのと一緒であろう。腎臓はV.D.の代謝を介して骨に影響を与えているのである。

　なおCRFでは(D欠由来の)低Ca血症による二次性副甲状腺機能亢進が起り副甲状腺ホルモン(PTH)過剰状態が発現して骨よりのCa動員が促進される(骨の脱石灰化)。臨床的には線維性骨炎の発症であり(骨粗鬆症状態)、骨の石灰化障害である骨軟化症は起こらないことが多い。GFRが低下しただけでは骨軟化症は起らないのである。

3．カドミウム腎障害は骨軟化症を惹き起したか／ビタミンDを中心に

　V.D.の代謝経路が解明されたことに伴って、イ病＝骨軟化症がCdで傷害された腎臓で起こし得るか、という疑問に一つの仮説が提出された。
　Cdは腎近位尿細管を特異的に傷害する、と同時に尿細管周囲組織にも影響(害)を及ぼす(であろう)。そうなればその部に存在する酵素・$1\alpha OH$

-ase の活性が低下する(に違いない)ので、結果としてV.D.の活性化障害＝$1\alpha\cdot25(OH)_2$-Dの産生低下＝が起こり、生体内は「D欠」状態となり(腎性)骨軟化症が発症する、という説明である。この様な考えが公になると共に、昭和50(1975)年前後にはCd汚染地域住民の血中$1\alpha\cdot25(OH)_2$-Dの濃度は低下している、とする論文も現れた。あたかもイ病発症の道筋が解明された、とでも云うような話である。しかしこの時期はV.D.の測定法が3種類存在した。測定法がestablishされていなかったのである。したがって正常域もそれぞれ異なっており、A法では正常域でもB法やC法では正常域外と云う事が起こり得た。この問題は後に動物実験でも検証されているが、結論的には骨病変を来たす程血中の活性型V.D.は減少していなかったのである。なお実験でCd負荷動物の腎組織では1αOH-aseの活性低下が認められた。だが少量のCd負荷が1αOH-aseの活性を亢進させるのではないか、という実験成績も得られているのである。しかし其の機序は不明である。

　近年、高齢のイ病患者について血中活性型V.D.を測定した成績が発表されているが、その値は正常下限界前後であり、著しい低下ではない。そしてこんな場合でも(報告では)患者の生活環境に対しては言及していないのである。

　血中V.D.濃度の低下は一次的にはV.D.の摂取不足である。V.D.摂取量が低下すればV.D.の代謝産物は著明に減少する。生体内V.D.欠乏が疑われたら、V.D.摂取不足があるかないかを検索することが第一であろう。そのためには対象者の食事状態／食生活の調査が必要なのである。

　これら臨床・実験成績の両面から見て、Cdの腎障害が骨軟化症を来たす程の"D欠"状態を生体にもたらしたとは考え難い。ここでも「腎から骨へ」は繋がらなかった、と云って良い。結局、Cdの腎障害は骨軟化症を来たすとは云えないと考えて良いのである。

Ⅳ　カドミウムは腎糸球体を傷害するか

　腎臓の機能単位はネフロンであり、ネフロンは糸球体と尿細管から成り立っている。Cdが腎近位尿細管を侵すことは判ったが、もう一方の構成要素である糸球体はCdの影響を受けるのだろうか。

　糸球体は限外ろ過で血液から原尿を作る。これが腎臓の主要機能であり、この機能の(生理的)表現が「糸球体ろ過率＝GFR」である。「腎臓が悪くなる」のはこの糸球体機能が失われること、臨床的にはGFRの低下、である。糸球体機能が無くなれば腎臓の存在意義はない。それ故に腎臓研究の多くは糸球体障害に関するものとなる。世上「いわゆる腎臓病」は腎炎を指すが、腎炎は糸球体が侵される疾患である(糸球体腎炎)。他疾患の腎合併症も糸球体障害が多く「腎障害とは糸球体障害」との理解が多かったのである。

　Cdも例外ではなかった。Cd腎障害は腎不全で透析が必要になる、と考えられていたので、Cdの腎障害も最初は糸球体障害の検討が志向されたのである。

1．動物（実験）観察（所見）の検討から

　Cd腎障害研究は1950年にスェーデンのFriberg がCd鉱山作業者には蛋白尿例が多い、と発表したのが最初である。蛋白尿は「腎臓が悪い証拠」と考えられていたので、Cdは腎臓に悪影響を及ぼす、その部位は糸球体であろう、と考えられた。

　動物で見られたCd腎障害は最初ウマについての観察である。Cd汚染環境下で生息するウマで腎糸球体に明らかな病変がある、との報告があった。何故ウマが、との問に「ウマはCdに対する感受性が高いからCdの影響は明瞭に現れる。腎では糸球体に現われている」との事であった。またラットにCdを長期間投与した場合、腎糸球体に明らかな障害像が見られ

る、とした論文もあった。わが国でも昭和54(1070)年に同様な報告がある。これらに対してウマに関する論文の中でCdによる糸球体障害像として添付された腎組織写真は明らかに増殖性糸球体腎炎像であり、またウマには自然発症(糸球体)腎炎が存在することも判明した。それらを考慮するとこの所見(論文添付写真)がCdに特有なものとは云えないのではないか。またCd汚染が糸球体障害を起すものならば、検討対象(のウマ)と同じ環境下で生育している他のウマにも同様な所見がかなりの頻度で見られる筈であるが、論文にそのような記載はないし、以後も報告がない。この論文だけではCdが腎糸球体を傷害するとは云えない、という反論がある。

この問題では国際会議で我国の委員が質問・討論したが、(相手からは)目立った反論はなかったそうである。以後、この問題に関する意見(論文)の発表はない。

ラットの実験についても疑問が出された。ラットは加齢により糸球体腎炎が自然発症する。ラットを長期間飼育する際にはこの問題を解決しておかなければならないが、論文にはそれについての記述はないのである。これらの問題を考慮して行われた我国のラットに対するCd長期負荷実験では、ラットの腎糸球体には加齢による変化以外に特別な所見はなかったのである

この後に行われた「サル実験」でもCdを負荷したサルの腎臓には(近位)尿細管を中心とした病変は見られるが糸球体には変化がなかった、と報告されている。同様な結果は対象動物をウサギに変えても同じであったし、以後のCd負荷動物実験でも結果は同じであった。

これらを纏めると「Cdは腎糸球体を傷害しない」と結論付けて良いようである。この考えに対する反論は現在まで表明されていない。

2．ヒトの場合：イ病患者及びCd汚染地域住民についての検討から

ヒトのCd腎障害についての研究は、世界的にもわが国が最も優れてい

る。何故ならイ病患者、Cd汚染地域住民の剖検に基づいた腎に関する病理組織学的な検討が富山県神通川流域のイ病患者や要観察者、Cd汚染地域住民の該当者などについて系統的になされており、同様の研究が国のCd汚染地域に指定された長崎県対馬・佐須川流域住民についてもなされているからである。多数の症例を対象として剖検成績に基づく研究が行われたのは此処だけであり、それだけに貴重な研究である。またこのような仕事が行われたことは世界的にも貴重であり、今後に益するとこと大なるものがあろう。

イ病患者については昭和40年代後半の報告で「腎は近位尿細管を中心とした病変が認められるが、糸球体には動脈硬化性の変化以外に特に所見はない」としてCdによる糸球体の障害を否定しているし、この時期にアルカリ電池工場の作業者で低分子量蛋白尿を有する例に行った腎生検所見でも「糸球体には認むべき変化がなかった」として矢張りCdの糸球体障害を否定している。

昭和58(1983)年にイ病患者27例の剖検成績が発表されたが、ここでも「腎臓はカドミ腎症であったが、糸球体には動脈硬化などの加齢による変化は見られるが基本的には特別な変化はない」としてCdの影響は否定しているし、昭和63(1988)年までに発表された長崎県対馬のCd汚染地域住民11例の剖検記録でも「腎臓の病変は(近位)尿細管に集中しておりその所見は富山県神通川流域のイ病患者のそれと一致する」と述べているが、「糸球体には障害がなく正常であった」としてCdの影響を否定している。

昭和58(1983)年までに行われた英国のCd作業者で骨軟化症が見られた2例の剖検では、腎臓には尿細管を中心とした病変が見られたが糸球体には散在性に硬化性変化が有っただけだ、と述べており、これがCdによる腎糸球体病変だとの記載は無い。ヒトについての観察では腎糸球体にCdによる障害は見られないのである。特にわが国で行われたイ病患者・Cd汚染地域住民についての多数例に上る剖検検索は世界でもこれだけである。そこで腎糸球体には(Cdによる)病変は見られなかった、と述べられてい

ることは決定的な重みを持つ、と云えよう。ヒトではCdに曝露されても腎糸球体にCd由来の病変は起らないのである。

> **補足**

イ病患者、Cd汚染地域住民では血液検査でBUNやクレアチニン(CTN)の増加、クレアチニン　クリアランス(Ccr≒GFR)値の低下など、臨床的に見れば糸球体障害の存在を示唆するような所見がしばしば見られている。この所見は前述の腎組織検査における「糸球体には障害は無い」とする成績と矛盾するようであるが、そうではない。尿細管障害が高度な時にはGFRが低下することは既に知られていた。だがこの状態は急速に進行して末期腎不全になり透析が必要になることは殆ど無い。研究の結果、高度に傷害された尿細管機能の情報が糸球体に伝わって糸球体機能(GFRなど)を抑制する機構の存在が知られてきた。これがtubulo-glomerular feed-back mechanism/theoryである。

なお昭和年代末にイ病患者で透析を行っている例が報告されたが、本例は慢性腎盂腎炎の急性増悪が引金になっていた事が判明している。以後、断続的にこのような例が報告されているが、イ病患者で透析例が急増した、と云う事実も無い。(高齢の)イ病患者では尿路感染症の合併を注意しなければならない、のであろう。

3. まとめ

現在まで行われた各種動物実験と臨床研究の報告をまとめると、此処で問題としたCdの腎糸球体障害については、その様な現象は起きていない、と見てよい。特にイ病およびCd汚染地域住民の剖検検索はわが国だけのものであり、此処で得られた所見がヒトに対するCdの腎障害の基本である、と云って良い。そこでCdの腎障害は(近位)尿細管に集中しており、糸球体に(Cdによる)障害は見られなかったと云うことは「Cdでは腎糸球

体障害は生じない」と云う証拠と見て良い。Cdでは(腎)糸球体障害は起きないのである。

第5章
昭和50年代末におけるイ病の原因／成因に関する考え方

　昭和43(1968)年に厚生省が「見解」を発表、"イ病は骨軟化症であり、Cdによる腎障害が原因で本病は発症ずる、即ちイ病は腎性骨軟化症である"として以来、Cdによる腎障害=>(腎性)骨軟化症の発症、という図式が定着した。しかしこの時点(昭和40年代前半)ではCdによる腎障害の詳細や「腎臓から骨へ」のプロセスについては殆どが未解明のままだったのである。それから十数年が経過した昭和50年代末には色々な研究成果が提出されていた。そこで問題となったのがCdによる近位尿細管障害と骨障害との間に関連はあるか、と云うことである。
　一方、昭和40年代前半にはイ病は栄養不足が原因ではないか、との説が発表されていた。この説は更に栄養素の不足、特にV.D.の摂取不足がイ病に見られる骨病変／骨軟化症の原因である、という考えに発展して行く。昭和50(1975)年前後はこの両論が研究班内で議論されていたのである。

1．イ病の成因に関する考え方／何故カドミウムなのか

　イ病は先ずその発生地域の特異さが目立った。その上本疾病は戦前よりその存在が知られていたのである。病因に関する検索が始まったのは昭和21(1946)年以降であるが、悲惨な疾病であることは医師のみならず患者、

その家族も認識していた。それだけに昭和30(1955)年からのイ病の研究、厚生・文部両省の後援による共同研究には期待が持たれたのである。その結果が昭和43(1968)年の「厚生省見解」であった。Cdはここでイ病の原因物質として認定されたのである。以後Cdはイ病の原因物質としての地歩を築いてゆく。

1）イ病はどのように発症したか

昭和42(1967)年1月に厚生・文部両省の研究班報告が提出された。報告書の中ではイ病は骨軟化症(骨粗鬆症を伴う)であると認識されており、同時に腎の尿細管再吸収機構に障害が認められる、又各種疫学的調査、Cd負荷動物実験成績などから「イ病の原因として重金属、殊にCdの容疑は濃い」と報告書には記述されている。しかし一方で「低蛋白や低カルシウムなどの栄養上の障害も原因の一つと考えられよう」としてCd単独原因説を全面的に認めているわけではない。またCdの由来については殆ど触れていないのである。

しかしイ病が腎臓と骨に病変が共存する疾患であることは認識しており、この様な疾病の検索が重要であろう事を示唆している。この観点から小児の先天性疾患・ファンコニ症候群(De Toni・De Bure・Fanconi Syndrome)が問題となった。本疾患は先天性の腎尿細管(再吸収能)障害と骨病変のくる病が同一個体内に共存しており、イ病患者のモデルとも考えられたのである。

骨軟化症が小児期(骨端線閉鎖以前)に発症すれば「くる病」になる。先天性ファンコニ症候群はくる病に腎障害＜糖尿、アミノ酸尿、低リン血症、代謝性酸血症(metabolic acidosis)など＞が合併したものとして知られていた。そして興味深いことに蛋白尿は主徴候とは認識されていなかったのである(蛋白量が微量である、尿蛋白の細かい構成成分や分子量の解析が出来なかった、などが理由であろう)。厚生省見解は「イ病は成人にこの状態が起こったもの」との理解で"成人型ファンコニ症候群(Adult

Fanconi Syndrome)"であるとしている。即ちイ病はCdにより先ず腎臓が侵されて尿細管の再吸収機能が障害され、Ca・Pの代謝が侵されて低Ca・低P血症が招来され、これを補正するために骨よりCaが動員されて骨塩が減少、結果として骨軟化症が生ずる、としている。先ず腎が、次いで骨が、という理解で、更に本病のベースになる腎障害はCdで惹起される、としてイ病の原因はCdである、と断定しているのである。これが当時のイ病発症のメカニズム（について）の理解であった。

2）イ病患者発生地域の特異な事情

「イタイ、イタイ」が主症状のイ病は神通川流域に多発していた。患者及びその家族に関する調査からイ病は先天性疾患ではない、との認識は早くから得られていた。即ちイ病は後天性に発症しているのだから、その原因として何かがある筈である、との考えである。この考えを基にイ病患者の疫学的調査を実施したのが萩野氏である。

イ病（類似疾患）は第二次大戦（大東亜戦争）以前からその存在が知られていた。敗戦後の昭和21(1946)年3月に復員した富山県婦負郡婦中町の萩野昇医師は「イタイ、イタイ」を主訴とする特徴ある病像を示す患者が自分の診療圏内に多発していることを知った。これらの患者の住んでいる処（住所）は神通川の流域、及び神通川本流の水が流れ込む所に集中している。この事は昭和37～40(1962～1965)年の調査でも裏付けられている。即ちイ病患者ならびに容疑者（当時）は神通川本流水系及び本流から水を引く用水（牛ヶ首、新保）、井田川、熊野川に囲まれた地域に集中して発見されているのである（図3）。例えば牛ヶ首用水は神通川本流より水を引き井田川の途中へ合流しているが、井田川流域では牛ヶ首用水の合流点より上流ではイ病患者は発生していない。逆に合流点の下流（神通川の水が流れ込んでいる）で患者の発生が見られている。また、神通川水系とは無関係の常願寺川、黒部川、庄川流域にはイ病患者及び容疑者（当時）は発見されていない。

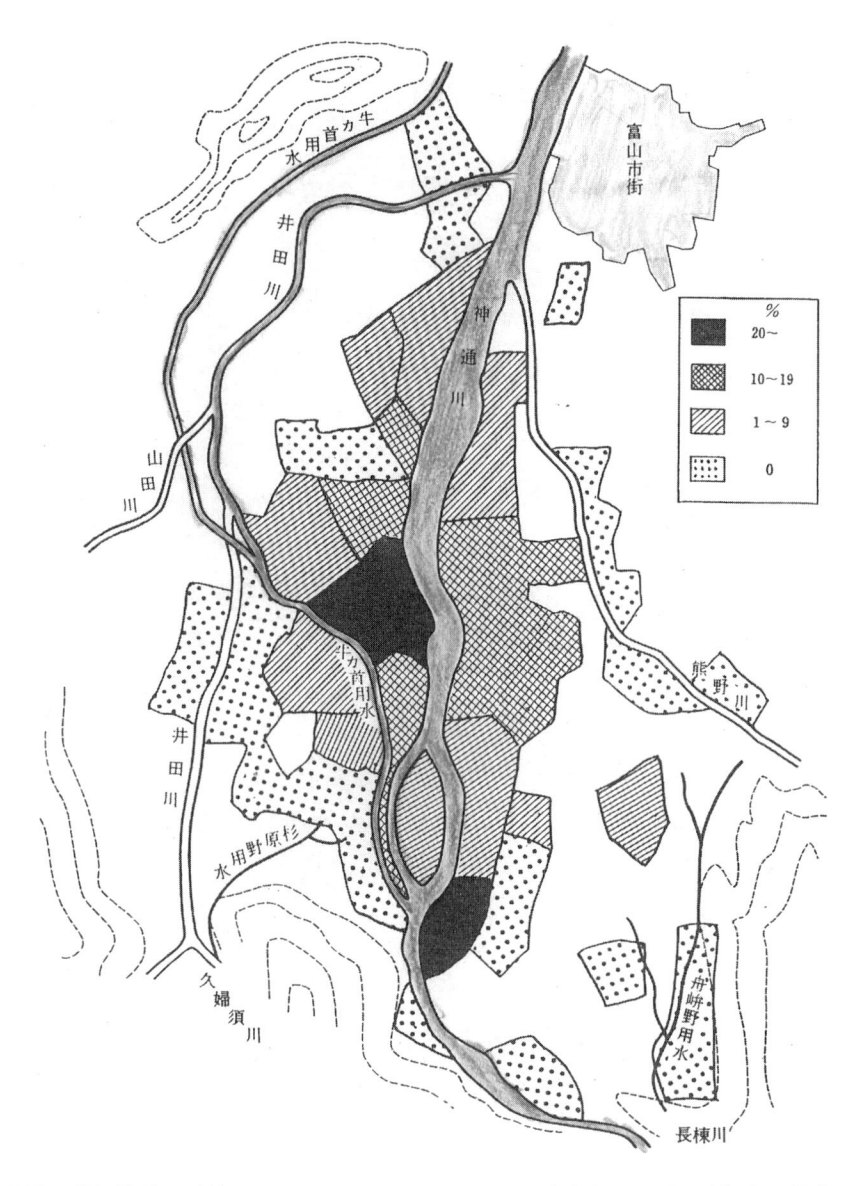

第5章　昭和50年代末におけるイ病の原因/成因に関する考え方

図3　集団検診で発見された、いわゆるイタイイタイ病患者および同容疑者の集落別有病率（萩野昇氏の資料から）

これらの状況の説明には何かが神通川を汚染し、そのために神通川流域に病気(イ病)が発生したと考えれば良い。その"何か"は毒物であろうと想像は出来る。毒物による神通川汚染がこの川の流域にイ病を発生させた、との理解である。このような有害物質は何か、が検索の目標となった。

3) イ病の原因として重金属カドミウムの浮上

　イ病の流行地(当時の表現)・患者の発生地域が神通川流域に集中していることは神通川の水が(何ものかに)汚染されていることを示唆している。更にイ病は感染症ではない。とすれば川水へ有害物質が(長期間)混入していたのであろう。こう考えた萩野氏は神通川などの河川水、井戸水などの水質検査(分析)と共に流域の土壌なども調査した結果、これらにはCd、Zn、Pbが多く含まれていることを見出した。昭和35(1960)年からは神通川水系の河川水、神岡鉱山の鉱滓、神通川流域の土壌などと共にその土地の稲や米、野菜、川魚なども調査対象とし、更にはイ病患者の臓器や骨なども分析・調査したのである。そしてこれらにはCdが多く含まれていることを見出した。この結果は昭和36(1961)年6月に日本整形外科学会で発表された。「イ病Cd原因説」が公表されたのである。

　以後の検討から汚染源としては神岡鉱山(の排水)が想定された。神通川の上流には養老年間(1,200年前)に鉱山としての記録が残る亜鉛採掘鉱山(現・三井金属鉱山神岡営業所＝通称神岡鉱山)がある。本鉱山が正式に開山されたのは天正17(1589)年とされており、概算でも活動期間は400年以上となる。本鉱山は亜鉛採掘鉱山だったが、CdはZn採取時には副産物として同時に採取されるので、Znの精錬過程で廃棄される鉱滓中にCdは多く混入していた。従って神岡鉱山の(鉱滓による)神通川汚染の歴史は長いのである。神通川は婦中町近辺ではいわゆる天井川となっており(図4)、氾濫すれば容易に流域に浸水するが中々水は引かない。この間に水に懸濁している土などの物質が沈殿するが、その際の沈殿／堆積物(土壌)中に

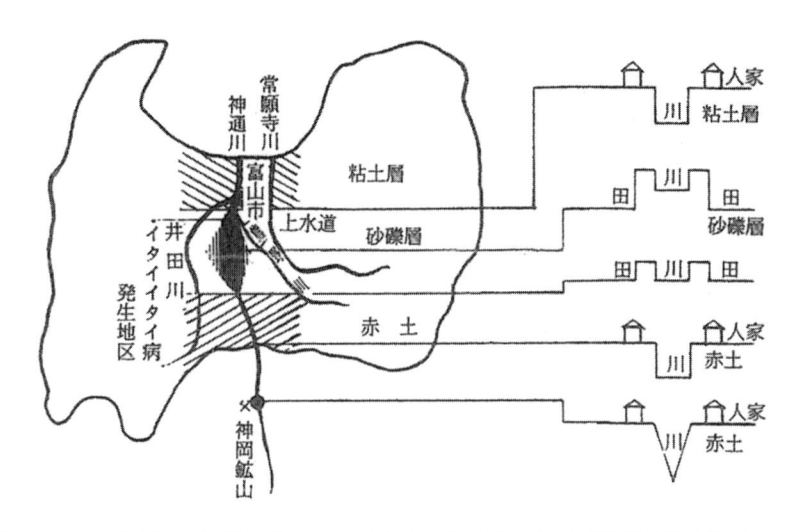

第5章　昭和50年代末におけるイ病の原因/成因に関する考え方

図4　富山県神通川流域に発生するイタイイタイ病分布図（萩野昇氏の資料から）

Cdが多く含まれていたと考えられている。なお昭和30年代に測定された神通川の水にはCdは他の河川水に比し多く含まれている、と云う事は無かったが、流域の土壌や耕作作物（特にコメ）にはCdが多く含まれていたのである。その理由をここに求めることも出来るであろう。

更に萩野氏等はイ病非流行地域（当時の表現）を対照地域としてイ病流行地域住民の各種検査成績を比較検討した。その結果Zn、Pbは両地域間に殆ど差は無かったが、Cdはイ病流行地域の土壌、作物中の濃度が対照地域のそれに比して異常に高かったのである。イ病患者の尿と対照地域住民の尿に含まれるCd量の比較でも、Cdは対照地域住民よりもイ病患者の尿中に多量に存在していた。又住民の栄養調査時に陰膳方式で調べた食物中のCd量もイ病流行地域が対照地域に比較して多かったのである。このような事実から神通川の河水は（神岡鉱山の）Cdで汚染されている、これが食物（特にコメ）を通じて人体内に取り込まれて主として肝臓と腎臓に集積する、という構図が浮かび上がってきた。Cd（大量）負荷動物実験でもCdがイ病の原因物質であろう、との成績が得られていたし、臨床的にもCd

がイ病の原因である疑いは濃い、という研究結果である。昭和30年代末はこのような状態であった。

4）厚生省見解の発表とその後

以上のような事実の積重ねに立脚して昭和43(1968)年3月に口頭で、5月に文書で「厚生省見解」が発表されたのである。経過で見る限り、見解は研究班報告の内容／範囲から逸脱してはいない。見解は研究班報告にある栄養障害の問題もキチンと採用している。しかしこの発表は国の公式見解として衝撃が大きかった。当時の「公害病糾弾」の風に乗ってイ病・Cd原因説は急速に広まったのである。以後現在までの46年間にイ病問題はCdがイ病の原因である、イ病の成因解明は完了した、後は国がどの様に被害者補償を行うか、という社会問題に拡散して、まだ未解明の医学上の諸問題について国民は殆ど興味を持っていない。このままではイ病問題は関係者間にのみ残り、社会的には風化して終いそうである。ここまで来たイ病研究（の成果）を有名無実に終わらせてはならないであろう。国（環境省）の対応が注目される所以である。

2．イ病の成因／栄養障害説

イ病Cd原因説に対して異論が唱えられた。それが栄養不足・栄養障害説である。イ病の本態が骨軟化症だとすればその原因は栄養不足／障害、特にV.D.の摂取不足ではないか、との考え方である。イ病栄養障害説の登場である。

1）富山県における「くる病・骨軟化症」の歴史

富山には古くからイ病に良く似た病気のあることが知られていた。明治37(1906)年に「富山ノ奇病」として、この病気が東京医会誌に紹介され、医学中央雑誌には「富山県氷見郡ニオケル骨軟化症調査報告」が発表され

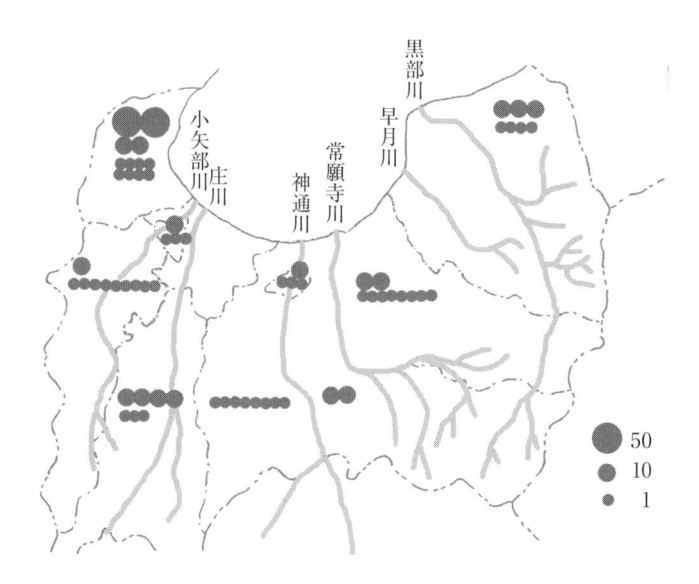

第5章　昭和50年代末におけるイ病の原因/成因に関する考え方

図5　富山県骨軟化症患者分布図：明治39年（調査）および明治44年（届出）の合計（木下正中ら[37]）より作成）＝武内重五郎氏の資料から

ている。更に明治44(1913)年には富山県下のくる病・骨軟化症の患者分布図（図5）を添えた論文が掲載された。添付図を見れば本病は富山全県に分布しており、氷見地方は特に多いようである。又、本病は神通川流域にも存在するが、神通川とは無関係な河川（常願寺川など）流域にも存在しており、更には川のない山間部にも患者が見られていることが判る。症例はくる病として報告されているものが多いが、成人では骨軟化症である。この様な所見は昭和27、28(1952、'53)年頃には整形外科医には良く知られていたようで、この頃に出版された整形外科の教科書にも「くる病・骨軟化症は富山県に多い」との記述がある。そして本病の原因として「V.D.の欠乏／不足、栄養障害、ホルモン異常など」と（成書に）記載されていた。

2）くる病、骨軟化症発生地域の栄養状態

くる病、（成人では）骨軟化症については食事・栄養の影響は無視できな

い、として以前より調査されていたようである。イ病研究班(通称)が発足してからは、富山県が実施した食事/栄養関係の調査・指導とも相俟って、イ病の原因は「栄養不良＋過労」という考えが生じてきたのであろう。

　昭和46(1971)年に発表された河野氏の研究報告によれば、氏等が以前(昭和30年代前半)に行った調査結果を集約して「骨軟化症発生地域(氷見地方)では動物性蛋白質の摂取不足と共に、摂取されるCaとPの比率が崩れていた」とした報告は、当時の調査地域の実態を反映したものであろう。見逃せないのはビタミン群では「AとDの摂取が不足(欠乏)していた」としていることである。氏の調査では当時の我国におけるV.D.の基準(摂取)量は400 I.U.であるのに、調査地域では夏季は140 I.U.、冬季は90 I.Uの摂取量で、年間平均でも110 I.U.前後にしかなっておらず、我国基準量の1/4またはそれ以下であった、としているのは注意すべき点である。この成績からすれば、調査地域の住民は明らかにV.Dは摂取不足と云って良い状態である。氏は"イ病発生地域(神通川流域と思われる)における栄養状態はこれ程ではないが、矢張りCa、V.A.、V.D.の摂取不足が起きている"として注意を喚起しているのは注目すべき点であろう。

　イ病、Cd汚染地域住民の栄養素の摂取量不足は食事だけではない、生体側の条件にもよる、として注意を促している意見もある。その中でCdの直接的影響によるものも大きい、とする考えを述べているのが村田勇・富山県立中央病院外科医師(当時)である。氏はCdが生体(ヒト)へ侵入する経路は経口的であるから、Ｃｄが最初に接触するのは腸管の上皮である。腸管上皮がCdにより障害され、そのために吸収障害が生じて栄養素の吸収不良が生じている、と考えられた。氏はイ病発生地域ではCdの経口摂取によって腸管の上皮障害が起り(氏の云うenteropathy)栄養素の吸収阻害が起る。PやCa、V.D.などの吸収障害が起り、これら栄養素の体内欠乏状態をもたらす。これがCdの腎障害、骨障害を助長している、と述べ、二次的ではあるがイ病発症に対する栄養問題の重要性を指摘した。

3）生活環境の問題

　栄養（素）摂取の問題は、摂取する人の住む環境状態とも重大な関係が有る。この時点では不明であったが、V.D.の活性化で日照の重要性が指摘されたのはこの20余年後のことであるが、日照不足が人体に与える影響についてはこの時点から問題として認識されていたのである。

　「氷見ノ奇病」としてくる病・骨軟化症が問題となった氷見地方は山が海岸まで張り出している土地柄であり、住民の住居は山間部に延びている。裏日本（現在の日本海側）の冬は晴れる日が極めて少なく、晴れても日照時間が短い（昼間の時間が短い）。家人は家の中で過ごすことが多くなり、日光を浴びる時間は極僅かになる。前記の河野氏の論文では調査に赴いた氷見市の山間部の村について次のような描写がある。「（調査地域の）村は山間部の日当たりの悪い傾斜地に家が建っており、しかも家屋の周囲は大竹林で囲繞されて昼なお暗く、陽射しは屋内まで届かない。（著者らが）調査の赴いたのは盛夏の8月であるが、午後3時には点灯しなければ室内では（物の）判別が出来なかった」、「しかも冬季には家の周囲を"雪囲い"と称する（萱などの）スダレ状のもので覆うので家の中は穴倉の様になり」屋内で日光浴をすることなど望むべくもない状態であることを活写している。この様な生活環境の下での生活で食事＝食べ物の内容に問題があるのでは、とするのが（論文発表の）著者の考えであった。この時点での栄養調査で著者は（動物性）蛋白質、脂肪、脂溶性ビタミン群（特にA、D）の摂取不足を指摘していたのである。

4）イ病に対する治療対応とその成果

　昭和30～31（1955～56）年に河野氏がイ病の重症患者2名（O氏、K氏）を東京の自分の病院に伴って帰り、日当たりの良い部屋で生活をして貰い、食事療法（大量の牛乳の飲用など）を実施したところ、イ病の主症状である「イタイ、イタイ」が消失した、という。そして食事内容の変更等紆余曲

折はあったがO氏は8ヵ月、K氏は3年8ヵ月で臨床的には治癒した状態にまで到達し得た。しかし骨格の変形は改善しなかった、という。又、牛乳が嫌いで最初は飲まなかったK氏は治療期間が遷延した、と報告している。

　富山では昭和31(1956)年の研究報告書に「イ病にはビタミンD大量投与の効果がある」との記述がある。また昭和30(1955)年9月より婦中町熊野地区で実施された(富山県実施の)栄養調査を契機に、全県的に展開された栄養指導を中心とした環境改善運動を機にイ病(および類似疾患)患者の発生報告が減少している。昭和42(1967)年発表の研究班報告に記載されている婦中町・八尾保健所(調べ)の「イタイイタイ病年次別有病状況調査成績」報告によれば、報告されたイ病患者数は昭和29(1954)年が40名(内・死亡3名)、昭和30(1955)年が41名(死亡3名)、31(1956)年は38名(死亡4名)だったのに対し、32～34(1957～'59)年は各年度共イ病患者数は34名、内・死亡者は34年に1名(のみ)となっていた。更に昭和35(1960)年には有病者32名(死亡1名)と減少しており、他の報告によれば以後の富山県下でのイタイイタイ病類似疾患の報告は殆ど無くなった、という。これらの成績は生活環境の改善、特に栄養状態の改善(努力)が効果を示した、と考えられよう。これらの調査研究結果は、昭和31(1956)年の研究報告で「イ病にはビタミンDの大量投与が有効」とした報告と相俟って、イ病の発生には環境・栄養状態が深く関わっていることを示す(有力な)証拠といえるのではないか。

3．イ病（骨軟化症）の成因としての低リン（P）血症の問題

　成書には骨軟化症の原因に低P血症が挙げられ、低P血症の臨床症状として骨では骨軟化症／くる病が発症する、と記載されている。このようなP欠乏症状が現れるのは血清P値が1.0mg/dL以下となった場合、とされており、原因疾患の一ッにファンコニ症候群が挙げられ、ファンコニ症候

第5章　昭和50年代末におけるイ病の原因/成因に関する考え方

群の低P血症は腎よりのP排泄増加による、とされている。腎からのP漏出は本来再吸収されるべきPが再吸収されずに排泄されることにもよるので、ファンコニ症候群の場合に見られる低P血症は腎におけるP再吸収不全が原因、とされているのである。

　ファンコニ症候群では"腎のP再吸収不全→低P血症→骨軟化症"と云う過程が想定されるので、イ病に関する厚生省見解の「腎性骨軟化症」はこのような機序で起こると考えても不思議ではない。この見地から云えば、イ病は成人型ファンコニ症候群(成人に生じた腎性骨軟化症)と考えられるであろう。

1）低リン血症の定義とリン欠乏症状

　血清P値の正常範囲は成人では2.5～4.5mg/dLで日内変動があり、早朝と食後は低値を示し午後は高値を示すようになる、とされている。血清のPは小腸からの吸収、細胞内外の移動、腎からの排泄、によって調節されていおり、これらの機序が障害されれば血清P値は異常値を示すようになる。

　低P血症とは血清P値が2.5mg/dL以下になった場合をいうが、この値が2.5～1.0mg/dLのものを軽度～中等度低P血症と云い、通常P欠乏の臨床症状はない。血清P値が1.0mg/dL以下になれば高度低P血症であり、この場合はPの欠乏症状が現れる、とされている。

　症状は各臓器の障害で異なるが、骨に現れる低P血症の症状は小児でくる病、成人では骨軟化症であるとされており、血清P値の低下は(成人の)骨軟化症を来たす、という事は、今まで既定の事実と考えられてきた。しかし血清P値がどの程度まで低下したら骨軟化症が発症するのか、血清P値が1.0mg/dL以下と云ってもどの程度の値で低P血症の臨床症状が現れるのか、などは未だ不明のまま。そして単に血清P値が下がったから骨軟化症が発症する、とは決まってはいないのである。

2) 腎近位尿細管におけるリン再吸収障害と血清リン値との関係

生体におけるPの出納は小腸からのPの吸収と、腎からのP排泄とのバランスの上に成り立っている。低P血症は小腸からのP吸収が低下しても腎からのP排泄が亢進しても生ずるが、この中で腎からのP排泄亢進は重要な位置を占めている。

腎臓では血中のPは糸球体で殆どがろ過されて原尿中へ出、近位尿細管曲部および直部において70～90%が再吸収される。更に遠位尿細管で5～15%が、集合管で4～8%が再吸収されるので、膀胱尿中へ排泄されるPの量は最初にろ過された量に較べれば僅かなのである。近位尿細管が傷害されれば原尿中のP再吸収が減少/出来なくなる。従って原尿中に残ったPはそのまま尿中へ排泄されるので、腎で再吸収されるPの量が減った分だけ血中のPは減少することになる。しかし両者の相互関係は未だ明らかでない。

腎におけるP再吸収の臨床的指標は%TRPであるが、%TRPが低下すればPの再吸収量が減少することは理解出来る。しかし%TRPがどの位低下すれば血清P値がどれ位減少するか、という関係は判っていない。従って%TRPが低下したといっても、それがどの位血清P値に影響しているか、と云う事は現時点では推測の域を出ないのである。P再吸収(%TRP)が減ったから血清P値も低下する、というのは考えとしては正しいが、両者の相互関係は明確にはなっていないのである。

3) 血清リン値と骨軟化症との関係

従来から低P血症は骨軟化症を惹き起す、臨床的に症状が出るのは血清P値が1.0mg/dL以下になった時である、と考えられてきた。血清Pが軽度～中等度減少(血清P値が2.5～1.0mg/dL)では低Pの臨床症状は現れない(であろう)から、骨軟化症の臨床症状は発現しない事になる。しかし富山・神通川流域のイ病患者についての検査成績を見ると血清P値は1.0mg/dL以上のものが殆どで、しかもこれらの方々は骨軟化症の臨床症状が顕

在化しているのである。これで見るように、血清Pがどの程度まで減少したら臨床的にどの様な骨軟化症の症状が現れるかについては明確な答が得られていない。この問題も未解決のままなのである。

4）イ病患者の血清リン値について

「厚生省見解」の理解ではCdの慢性中毒により腎障害が発現、結果として腎のP再吸収能が傷害されて低P血症が発生する、この低P血症がファンコニ症候群と同様な機序で骨障害を発症する、であった。腎のP再吸収が傷害されて尿中へのP排泄が増加、結果として低P血症が発現する、更に低P血症による骨障害が起って臨床的には骨軟化症が発症する、との理解である。

イ病患者の血清P値はどの様であったか。昭和42(1967)年の研究班報告書によれば、検診対象地区の人たちを骨のX-線写真の所見からイ病濃厚容疑者(I群)、中等度容疑者(i群)、軽度疑い(ⅰ)群、所見なし(0群)に分けて調べた結果では4群とも血清P値が1.0mg/dL以下の例はなく、その値も4群間に有意差はなかった、としている。

ある調査地区での昭和38(1963)年調査のイ病(要観察者を含む)患者の血清P値は3.1±1.2mg/dLで低P血症にはなっていない。なお昭和39年には2.9±0.5mg/dL、昭和40年には2.3±1.0mg/dLと低下しているが、それでも1.0mg/dL以下にはなっていない。同報告によれば患者の骨X-線写真には骨改変層(Looser's zone)が明瞭に認められた、と述べている。即ち骨には軟化症の徴候が明確に見られるのに、血清P値は下がっていない、少なくともP<1.0mg/dLにはなっていない。これは同時に調べた他の地区の検査成績でも同様である。つまり昭和38～40(1963～1965)年の健康診断時にはイ病及び要観察者には著明な低P血症は存在しなかったか、低P血症は存在しても軽度～中等度だったのである。

イ病研究に最初から関わってきた河野氏が昭和46(1971)年に行った報告によれば、イタイイタイ病患者21名の血清P値は1.98±0.88mg/dLで中

等度減少ではあるが1.0mg/dL以下という高度減少ではない。このような傾向はいずれの報告にも見られており、イ病に関して云えば低P血症と骨軟化症との関係は再度検討する必要があると思われるのである。

5）腎機能と血清リン値との関係

　Pは腎臓から排泄される。その第一段階は糸球体からのPのろ過・排泄である。腎炎など糸球体疾患で此処のろ過機能が障害されればPは排泄されず体内/血中に貯留する。従って血清P値は上昇することになる。だから慢性腎不全(CRF)では高P血症が現れるのである。臨床検査ではTmP/GFRが高値を示すことが特有である。通常CRFでは糸球体障害に比して尿細管障害は軽いのでP再吸収能障害はそれほどではない。しかし糸球体障害は著しいのでTmP/GFRが高値になる。従ってCRFでは高P血症が特徴的なのである。

　CRFでは血清P値の上昇と共に血清Ca値が低下して低Ca血症が生ずる。理由は腎におけるV.D.活性化障害による活性型V.D.の減少と、それに伴う小腸でのCa吸収の減少、その他であり、低Ca血症により生ずる二次性副甲状腺機能亢進症が骨に影響を及ぼす。本症により生じたPTHの過剰状態は骨からの脱灰を促進して線維性骨炎を発症させる。CRFにおける骨の変化は脱灰が主であり石灰化障害ではない。従って骨の石灰化障害である骨軟化症は殆どないか、あっても稀なものなのである。

　研究者の中にはイ病患者は腎機能が低下している、従って血清P値は本来高値を示す筈であるがP再吸収量が少ない(腎からの漏出が多い)ためにそれほど高値にならずに済んでいる、と述べる人もいる。これは理論的には正しいようだが、実際にはどうであろうか。前出の対象者の年齢は60才代が中心で一部50才、70才の例が混入しているが、同時に測定した血清クレアチニン値(CTN)は正常範囲内で、これから求めたクレアチニン　クリアランス値(Ccr)は40〜60ml/min.であり、腎不全状態ではない。この状態は高P血症を示すような状態ではない。年齢からしてもCcrの値

は年齢相応か軽度低下程度で腎不全ではないのである。

　これで判るように初期のイ病患者では血清P値は低下しても高度(1.0mg/dL以下)ではないにも拘らず、骨には活動型骨軟化症が存在していたのである。また患者の年齢も後日喧伝されたような60才以上の高齢層ではなく30才台〜更年期位迄のむしろ若年層であった、と云える結果であった。そして既往に腎臓病は無かったのである。とすればイ病患者はCRF状態で本来は高P血症を示す筈のものが(近位)尿細管におけるPの再吸収が阻害されているためにPの排泄が増加して高P血症にはならないのだ、という説も成立しない。この説が成立するためには糸球体におけるPの排泄が正常かそれに近い位多くなければならない。しかしCRFではこの状態(腎糸球体におけるPの排泄が保たれている)は成立しない。糸球体から排泄されるPの量が少ないのだから、血中のPの量はCRFの病態を反映している、本来は高P血症を示す、と考えるべきなのである。

　そしてイ病においては「低P血症は骨軟化症を惹起する」という命題も再考の余地がある、と云えるのではないか。

補足

　低リン(P)血症の発現とそれに伴うくる病／骨軟化症の発症について新しい知見がもたらされた。繊維芽細胞増殖因子(fibroblast growth factor-23＝FGF23)の関与である。この物質は骨芽細胞で産生され、Ca、Pの代謝に関与することが知られている。FGF23が過剰になると腎近位尿細管におけるP再吸収を抑制すると共にV.D.の活性化を抑制して血中$1,25(OH)_2$-D(活性型V.D.)濃度を低下させる作用を持っている。活性型V.D.は腸管からのCa、Pを吸収を促進する働きがあるので、血中活性型V.D.の減少は腸管のP吸収を抑制し、(FGF23の)腎よりのP排泄促進(再吸収抑制)効果と相俟って低P血症の発現に関与していることも判明した。"家族性低リン血症性ビタミンD抵抗性くる病"と云う病気がある。以前、V.D.大量投与を行っても効果が中々得られない事からこの名前が付いた。

これにFGF23が関与している事が知られて来た。FGF23のV.D.活性化障害がその理由の一つとされている。但しこの病気で低P血症がどの様な機序で骨軟化症を起こすかは判っていない。

FGF23の活性型V.D.形成阻害作用は生体に"D欠"状態をもたらして骨軟化症発症の重要な要因として働く事も考えられ、他方Cdによる腎・骨障害の早期発見のための指標として役立つのではないか、と考えられてもいる。そうなれば$β_2$-mと並んでCdの生体影響解明のための有力な手段となるであろう。

イ病研究班でも平成19(2007)年前後からこの問題を検討してきた。動物にCdを(大量)投与するとCdが骨芽細胞に作用してFGF23の産生を亢進させ、その血中濃度が上昇する。FGF23の血中濃度上昇に伴って腎におけるP排泄は増加し(再吸収が抑制され)て低P血症が起こるが、骨軟化症は起こらない、と云う成績が得られている。Cdの大量投与でも骨粗鬆症は起きるが軟化症が起こらない事は以前の実験報告で明らかであるが、CdとFGF23との関係の検索は始まったばかりなので、低P血症と骨軟化症発現との関係検索と共に更に検討の要があろう。

Cdが腎の$1α$OH-ase活性を低下させることは判明しており、これが腎におけるV.D.活性化抑制に繋がっている、とされていた。FGF23も腎の$1α$OH-ase活性を抑制するという。一方、FGF23は腎の24^-OH$^-$ase活性を亢進させることも判明した。これは腎における$24,25(OH)_2$-D(V.D.の生理活性は無い)の産生増加を説明する。血中に25^-OH-Dが十分にあってもFGF23が過剰ならば低P血症とV.D.活性化障害は起こるのである。

Cd汚染地域住民やイ病患者について血中FGF23濃度(正常人では30pg/mL前後)を測定した記録は無い。これも今後の検討課題であろう。

イ病/Cd汚染地域住民における低P血症発現機序の解明と共に、低P血症が何故、どの様な機序で骨軟化症を発症させるのか、FGF23の持つ役

割の解明が待たれる所以である。

4．この年代におけるイ病の成因についての考え方

　厚生省見解の公表以来「イ病はCdの慢性中毒」という考えが定着していた。Cd原因説に対立した栄養障害説は殆ど支持がなく、低P血症が骨軟化症を惹起するという考えは検証なしに受け入れられていたのである。しかし細かく見ると栄養障害説も十分根拠があるようであるし、低P血症の骨軟化症誘発説もまだキチンと証明されていた訳ではなかった。

　このような状況下でイ病Cd原因説が支持を得たのは、それだけ説得力を持った事実が集積されていたためであろうし、「厚生省見解」はこれを後押しした、と云って良いであろう。

　イ病多因子説は昭和42(1967)年の研究班報告書に記載され、昭和46(1971)年の研究報告でも河野、村田両氏が支持を表明しているが反響は殆どなく、社会的には話題に上ることもなく消えていった。

　昭和43(1968)年の厚生省見解発表以来、イ病の原因はCdの慢性中毒と理解されて来たのである。

補足1

　昭和40(1965)年末までの研究成果の報告から見て、イ病の成因としては、①Cdの慢性中毒説(Cd単独原因説)、②栄養障害(V.D.欠乏＝摂取不足)説、更に殆ど知られてはいないが　③Cd＋他の因子の関与を考える多因子説の3説があった事が判る。一般にはイ病はCdの慢性中毒との説が広く信じられるようになり、調査や実験の諸成績も十分な説得力がある、と云える状態であった。栄養障害説は存在することは知られていたが、殆ど省みられることは無かった。この説は諸人を納得させるだけの説得力が無かったのである。多因子説は一部の関係者を除けば存在することすら知られていない。しかし昭和42(1967)年に提出された研究報告書には"Cd＋

他の諸因子の関与でイ病が発症する"との考えが多くの研究者の賛同を得た意見であり、栄養障害が主因子であるとする意見やCdのみが原因であるとする意見は少数であった、と報告書に明記されているのである。

この様な状態の中で「厚生省見解」は発表された。見解はイ病の主因はCdであると認め、栄養障害説や多因子説も(見解に)記載はされているが取り扱いは二次的である。従って両説は社会的には殆ど認知されなかったのである。

その結果、この時点では"イ病の原因はCd"との認識が圧倒的となり、栄養障害説は一部の人(研究者)を除いて殆ど問題にはされず、Cd＋他因子の関与を主張する多因子説は一般にはその存在すら知られていない、という状況となった。

昭和43(1966)年以降は「イ病の原因はCd(の慢性中毒)」というイ病Cd(単独)原因説が信じられたのは止むを得まい。研究班の発表内容が何故正確に(世上に)伝わらなかったか、については不明である。

補足2

イ病の原因としてCdが考えられるようになってからは、イ病関連の総ての事象はCdとの関連で考えられるようになった。そしてCdとの関連が考え難い事柄は総て疎外されてゆく。イ病栄養障害説も同様の扱いであった。

イ病は栄養障害であるとする説には難点(それも大きな)がある。この説ではイ病患者が神通川流域に多発した事が説明出来ないし、イ病患者の尿や血液中に高濃度のCdが存在している理由、臓器、特に腎臓や肝臓にCdが蓄積(それも高濃度に)している理由も説明出来ない。イ病患者の殆どに見られる蛋白尿や糖尿が出現した理由も説明出来ない。イ病の総てを栄養障害で説明することは無理なのである。

しかしイ病の総てをCdだけで説明することも無理である。こういう場合は両者を基本から考え直し、再度検討してみるべきではないか。その意

味で"イ病栄養障害説"も捨て去るべきではないのである。
　更に云えばイ病の原因をCd単独とか、栄養障害のみとか決め付けるべきではない。イ病の成因は複数存在するかも知れないのであるから。

第6章
イ病研究における動物実験の意義と問題点

　学問の進歩の上で動物実験は欠かせない研究手段である。(動物)実験は原因―結果のつながり(連鎖)を証明することが目的で行われるが、目的を達成するためにはクリアすべき(実験)条件が幾つかある。

　イ病の研究に関連して行われた動物実験には幾つかの批判が寄せられてきた。それらの批判にイ病関連の動物実験は得られた結果・成績を踏まえてキチンと応えて行かねばなるまい。その課題に(今迄の)動物実験は応えているのだろうか。何が問題なのかをここでは検討したい。

I 行われたカドミウム負荷実験の問題点と批判

1．動物実験に関する基本的事項

　動物実験の目的はコッホ(Koch)の感染症証明の三原則で見るように、ある事象(例えば感染や中毒など)の原因・結果の因果関係を究明する際に動物に被疑(原因)物質(細菌やウイルス、毒物など)を与えて病的事象(疾患や中毒など)を発現させるやり方である。実験には再現性が必要で、誰が行っても同じ結果が得られなくてはならない。また実験結果には普遍妥当性が求められ、実験成績は同系統の他の(実験)成績と相互に比較検討が出来なければならない。そして基本的なことは実験成績の解釈に研究者の

独善は許されない、という事である。

　実験には人為的に条件が設定出来る利点がある。即ち、実現すべき目的に沿うように実験条件を設定することが可能なのである。従って得られた実験結果や成績は設定された条件下で獲得されたものであるから、その結果の評価・考察は与えられた実験条件の枠内で行うべきものであり、その枠から逸脱してはならない。異なる条件下で行われた実験A、Bの結果が似通っているからと云って両者(実験A、B)を同等に評価してはならないし、おのおのに設定した条件を考慮して結果を評価しなくてはならないのである。

２．動物に対するカドミウム負荷実験

　イ病の原因はCdではないか、と考えられ、その為に多くの動物実験が行われて来た。この系列の実験における最終目標は実験動物にイ病＝腎性骨軟化症を発症させることである。

　昭和38(1963)年の研究班報告書には金沢大学医学部公衆衛生教室・石崎有信教授(当時)の動物実験が記載されている。石崎教授はラットに低栄養・低Ca食を与えて飼育、これを二群に分けて一群にはCdを300ppm加え、他方は対照としてCdを負荷しなかった。長期間飼育した結果はCd負荷群で腎に尿細管を中心に変性等の変化が認められたが、骨にはさしたる変化は見られなかった、と云う。骨の変化については低Ca血症の影響が大きい、との考察であった。この所見がイ病はCdによる腎障害由来の成人型ファンコニ症候群という考えを導いた、と云えよう。厚生省見解もこれに準じていると思われる。

　同様な実験は他に幾つもあり、何れもCd負荷により腎臓の異常/障害が認められており、中には骨軟化症が認められたとする報告もある。一方、(実験)動物にCdを負荷してもさしたる変化は骨にも腎臓にも見られなかった、とする報告も少なくない。そして両者の話し合いは平行線で、

歩み寄りは見られていない。

　実験で負荷するCdが大量(100ppmや300ppmなど)の場合は腎臓に変化が見られるが骨にはさしたる変化がない(一部には骨軟化症が発症したとの報告もある)、Cdが少量(1ppm～10ppm)の場合には相当長期間負荷しても腎臓にも骨にもさしたる変化は見られない、との報告が多いのである。

　Cdを動物に与える場合、大量投与ではCdの負荷は塩化カドミウム($CdCl_2$)水溶液の血管内投与か腹腔内投与が殆どで、少量の場合は飲料水や餌に混ぜての経口投与が主であった。

　$CdCl_2$水溶液の血管内投与では金属Cdがそのままの形で(投与した)全量が体内へ侵入する。腹腔内投与でもほぼ同様である。経口投与では食事(餌)に混入されたCdは腸管から吸収されて肝臓に至り、其処でメタロチオネン(MT・低分子量蛋白/担送蛋白)と結合し、血流に乗って腎臓など各臓器へ運ばれる。しかも腸管から吸収されるCd量は経口負荷量の5～10%前後なのである。実験条件によって負荷した$CdCl_2$の体内吸収量が変ってくる。$CdCl_2$の投与経路の違いでCdの体内吸収量も存在形態も異なるのである。

　このようにCdの(動物への)投与経路一つをとっても、Cdの血管内投与と経口投与(摂取)という条件の異なる実験で得られた結果・成績を同じ次元で比較・秤量することが無理なのは明らかであろう。しかし実際にはこのような事が行われているのである。

　エピソード

　動物実験でも尿中低分子量蛋白の検出は重要であった。昭和45(1970)年頃、慈大・上田グループはウサギに$CdCl_2$を静注して尿中LZMの変動を検討、Cd投与後の尿中LZMの増加と腎の組織所見で(近位)尿細管上皮細胞に限局した膨化・変性を認め、Cdの腎障害性と低分子量蛋白尿との関係を認めている。

この頃には(動物の)尿中$β_2$-m排泄動態はどうかが問題となり、ウサギやサルの尿中$β_2$-mの測定が行われた。測定はヒト$β_2$-m測定用のRIAキットを用いたのである。測定は可能でCd負荷による尿中$β_2$-mの排泄増加は見られたが測定値(絶対値)の変動が大きく信頼性が乏しい、とされた。原因はヒトと動物では$β_2$-mの組成が違うこと、動物も種の違いでこの現象が見られることが判明、動物固有の$β_2$-mを測定する方法が求められた。実験動物中央研究所(実中研)はサルやウサギなどの$β_2$-mを単離・精製、これに対する抗体を作成して免疫学的測定法を開発した。サル実験が行われた前後の事である。これで動物の尿中$β_2$-m測定値はヒトの場合に匹敵する感度・精度が得られたのである。この様な(裏方の)研究協力があった事も忘れてはなるまい。

3．石川評価委員長の動物実験に対する提言

　この様な傾向を憂慮した研究班の評価委員長・石川英世慈恵医大名誉教授(当時)は平成12(2000)年に研究班の動物実験に対して提言を行なった。曰く「イ病関係の動物実験(Cd負荷実験)は対象動物にも実験方法にも統一性がない。この状態では各実験結果の比較評価は行ない得ない。実験方法を統一して行なわなければ実験に意味がなくなる。これからは実験方法を統一して行なったらどうか」と。そして次のような点を指摘した。
①実験動物が様々。マウス、ラット、ウサギ、サルなどなど
②負荷するCdの態様が金属形である(Cdは$CdCl_2$に統一されている様である)が、それで良いのか
③Cdの投与経路に統一性がない。$CdCl_2$水溶液の血管内投与、腹腔内投与、皮下投与。経口投与も水溶液の自由飲水、餌に混ぜて食べさせる、など
④Cd投与量も区々。比較的大量(30ppm〜300ppm)から少量(1ppm〜10ppm)まで、更に少量(0.1ppm)もある

⑤投与期間も統一性がない。数週間から数年間まで投与期間も色々である
　石川評価委員長は、この中では特に③、④、⑤を強調された。

> 解釈と解説

　実験動物には前述の両方の立場の研究者から更に注文が付く。曰く実験に用いる動物は老齢でなければならない、妊娠を経験した雌でないとダメ、Cdの細かい影響を見るためには感受性のある動物を選ぶべきである、ヒトへの影響を考えるには近縁種の動物でないと不可、などなど。これらの諸条件を全て満たす必要はないが、それでもある程度の枠は決めておくべきではないか。

　Cd汚染地域でヒトに摂取されるCdは金属形で生体に入るわけではない。ヒトで主なCd摂取源であるコメでは、Cdはコメの中の蛋白と結合しているとの報告もある。生体内でもCdと同じ重金属のZnやFeなどは担送蛋白と結合して動いている。CdもMTと結合して動いており、腎臓に蓄積するCdはMT-Cdの蛋白結合形なのである。実験でこの様な配慮をしたものは殆どない。

　$CdCl_2$の血管内投与では金属Cdが直接血管内に入るが、自然界ではこの様なことはあり得ない。ヒトへのCdの侵入（経路）は経口摂取であり、しかも腸管からのCd吸収量は投与量の5〜10%、投与されたCdの全量が直接体内に入る血管内投与とは大きく違っている。両者を同一視することが出来ないのは明白であろう。更にCdは大量投与では短期間でも影響が見られるが、少量では相当長期間投与を続けなければ影響は現れないのである。

　この様に異なる条件下で行なった実験結果を相互に比較・秤量して評価することが無理なのは容易に理解できよう。例えば300ppmのCdを投与したとしても血管内へ投与した成績と、餌に混ぜて投与した成績は比較出来ないのである。この場合は投与経路の差と共に体内への摂取量にも差が出てくる。血管内投与では投与した300ppmのCdはそのまま体内へ入る

のに対し、経口投与では実験動物がCdの300ppmを全量経口摂取したとしても体内への吸収は30ppm前後になる筈である。これを同日に論じられないのも自明であろう。実験条件の統一を石川評価委員長が勧めたのは当然である。

　この勧告の前であるが、国際的にも問題視されているイ病＝骨軟化症について「Cd(単独)で骨軟化症は生ずるか」に関して(現時点では)どう考えるか、が問題となった。この問題の解決を図るべく昭和54(1979)年に日本側主催で英国のKazantzis、Adams、仏国のMaroubyの3氏を招き「Cadmium induced Osteopathy」と云う会議を8月27日〜29日に行った。この会議で日本側よりの動物実験報告は5題。何れもラットまたはマウスを対象動物としてCdを負荷したものだが、2氏が骨軟化症は作成出来たとし、3氏が否定的な結果を報告した。これらの実験成績の比較検討、評価は行われていない。実験実施者の主張が対立・平行線のままで両者間に歩み寄りが無かったからである。この傾向は現在まで尾を引いており、Cd負荷(動物)実験の結果／成績の評価は、実験を実施した研究者に委ねられているのが実情である。
　実験で得られた結果は設定した実験条件の「枠」内で得られたものであるから、実験条件が異なれば結果の評価も違ってくるのは明らか。実験には再現性と普遍妥当性が求められるが、実験条件が異なれば実験結果の再現性も普遍妥当性も持つ意味が違ってくる。異なる実験条件で実験を行い、得られた実験結果を比較・評価出来るのは実験条件が大凡そ同じ様である(枠が等しい)場合のみ、である事は言を俟たないであろう。

Ⅱ 「サル実験」の結果とその再評価

1．いわゆる「サル実験」が企画された理由

　この時代まで動物実験については色々な批判が加えられていた。或る種の動物(種)はCdの感受性が鈍い(だからCd負荷の結果がハッキリしない)ので使用は避けるべきである、イ病の再現を求めるならCdは少量長期間経口投与でなければならない、イ病患者は高齢(更年期を過ぎた)？の女性達であるから使用する動物も老齢の雌を使わねばならならないし、動物も女性ホルモンを低下/欠乏状態にしておかなければならない、などなど。

　これらの批判に答えるため「イタイイタイ病及び慢性カドミウム中毒に関する総合的研究班(会長・重松逸造、総括委員会委員長・土屋健三郎)」は"カドミウムの慢性影響に関する実験的研究班"を組織、老齢のサルを用いてCdの負荷実験を行った。実験は第一次、二次、三次に別れ、それぞれの目的を持って少量から大量までのCd負荷を行い、その生体影響を観察したものである。

　この実験は今迄の批判に応えて計画されたものであり、ヒトに近い種として霊長類のサルを選択、しかも「廃ザル」と呼ばれる老齢のサルを用いており、Cdの投与は全て餌に混入して経口摂取させ、負荷Cd量も少量から大量までと十分に配慮している。従って本実験は今迄の諸々の疑問に答えるものとして、その成果が注目・期待されたものであった(筈である)。

2．「サル実験」の結果と評価

　実験結果・成績は平成4(1992)年より順次報告されたが、その内容が期待されていたにも拘らず、発表当時からこれを論評したり評価したりする論文は殆どなかった。折角の実験結果が何故か無視された状態だったのである。この状態は今(2013)も変わらず、若手研究者には本実験が行なわれ

たことを知らない人も少なくない。何故この様な事になったか、検討の要があろう。

　これらの事情に鑑み、此処では改めて本実験の内容を紹介すると共にその意義を検討する。

1) 第一次実験：1年間のCdCl₂曝露による生体影響の観察

　この実験ではCdを0、3、30、300ppm加えた餌を作り、55週間投与した。結果は0及び3ppm投与群では特に異常な生体影響は認められていない。30ppm投与群では30週以降にBUNがやや上昇したが腎機能、血液、肝機能に特に変化は認められず、病理組織学的にも異常は見られていない。300ppm投与群ではCd投与16週以降に尿蛋白・尿糖が陽性になり、尿アミノ酸排泄が増加している。30週以降には尿中 β_2-m の排泄も増加した。24週以降には病理学的にも腎尿細管上皮の変性・壊死と再生が見られたが、骨に変化は見られていない。

2) 第二次実験：9年間のCdCl₂曝露による生体への影響

　本実験ではCdCl₂量0、3、10、30、100ppm宛を飼料に混ぜて9年間与えている。なお餌にはCdが既に0.27ppm含まれていた。

結果

①0および3ppm負荷群では実験終了時までCdによると思われる生体影響は認められなかった。

②10ppm負荷群では極めて軽度で進行しない近位尿細管の病理学的変化が認められたが腎機能異常を示す所見は認められていない。

③30及び100ppm負荷群ではそれぞれ300週、48週以降に腎機能異常を示す尿所見が見られ、病理学的にも近位尿細管に軽度～中等度の病変が見られた。

としている。

即ち、明らかなCdの影響が見られたのは30ppm・300週負荷した群であり、この様な条件下で無ければCdの生体影響は現れなかった、と言う結果である。

*第2次実験・補＝Cdを5年間負荷後中止、その後4年弱の経過観察
　Cd負荷0、3ppm群では負荷5年後には異常を認めず、中止後も何等変化は無かった。10及び30ppm負荷群ではCd負荷中は抑制されていた体重増加が回復している。なお負荷群全体に造血機能、腎、肝について認むべき変化は得られなかった。

　サルの第一次、第二次実験から云えることは、低濃度のCd経口摂取では、腎に認むべきCdの影響は無い、と云うことである。Cd負荷により血中・尿中のCd濃度は上昇するが、これに見合った腎臓の障害は認められない。尿中β_2-m排泄について見ると、大量のCd(30ppm)曝露を受けているとβ_2-mの尿中排泄増加は見られないのに糖尿やアミノ酸尿が起こるが、少量のCd(10ppm)だと尿中β_2-mの排泄増加が起こる。しかしその他の尿異常所見(糖尿やアミノ酸尿など)は起こり難い。もちろん、骨軟化症は起きていない。
　即ち3μg/g以下のCd含有食品を摂取してもCdによる生体影響は生じていない、という結果であった。
　わが国の余命延長を考慮してヒトの寿命を100才、サルの寿命を20年として計算すると、今回のサルに対する9年間の実験期間はヒトでは45年に相当する、との試算がある。この実験期間は十分長がかったと云えるであろう。
　この事実をヒトの場合に関係付けて考えると、Cdの少量・長期間経口摂取を続けても腎に影響は現れるが骨には変化が起こらない、と云うことになる。実験担当者はそう考えていた。

3）第三次実験：カドミウム負荷と栄養障害の組合せ

「厚生省見解」ではイ病発症には単にCdの負荷があるだけでなく、多くの環境要因の関与を想定している（一応は）。また研究班の中にはイ病の原因に栄養障害を考える班員も居る。これらの意見を考慮して「サル実験班」はサルのCd負荷に対する栄養要因の影響も併せて検討する実験を企画した。それが第三次（サル）実験である。

(1) 実験条件

実験は雌のアカゲザル40頭を8群に分け、①群は正常食(20%蛋白質、0.9% Ca、0.9% Pi、240IU V.D.添加)、これにCdを加えた⑤群、②群は低栄養食(14%蛋白質、0.3% Ca、0.3% Pi、240IU.V.D.添加)、これにCdを加えた⑥群、③群は正常食＋低V.D.(V.D.は無添加)、これにCd.を加えた⑦群、④群は低栄養＋低V.D.群で、これにCdを加えた⑧群として区別した。Cdは最初の一年が3ppm、2年目からは30ppmを添加し、摂餌量は一日150gとして9年間飼育した。

(2) 実験結果

(ア) 正常食群：①・⑤群とも9年間飼育しても特に異常は無かった。但しCdを負荷した⑤群の血中・尿中のCd濃度は高かった。

(イ) 低栄養群：②群と⑥群の比較では、飼育4年経過以降で⑥群では骨生検で類骨（縁）が増加（吉木法）し骨の石灰化不全も認められた。少し遅れて腎機能変化を示す検査所見（BUN・血清クレアチニン値の上昇、PSP試験の低下傾向、血中Pの減少、アルカリフォスファターゼ（AlP）値の上昇、β_2-mの尿中への漏出など）も現れた。だが％TRPには殆ど変化が無く、一度は増加した尿中β_2-mも正常域近くまで低下する例もあり、障害はそれほど重篤とは云えなかった。

(ウ) 低V.D.群：③群と⑦群では両群間に基本的に変化（異常）の差は無かった。また低V.D.状態でCdを加えた⑦群と餌中のV.D.量は普通でCdを添加した③群との比較では、実験終了近くまで活性型V.D.の血中レベルはCd非添加群に比してCd添加群で低値を示していたが、腎臓や骨

の変化に差は無いと云って良く、変化が有ったとしても極軽度。これらの成績から低V.D.という条件だけではCdの影響は起り難い、と考えられた。

(エ) 低栄養＋低V.D.群：④群と⑧群の比較である。両群とも実験開始後3ヶ月頃から血清P値が低下し始め、次いで血清AlP活性が高値を示すようになり、1年を過ぎると骨X-線写真に骨改変層が見られるなど骨軟化症の各種所見が見られるようになった。両群とも典型的な骨軟化症が発症したと認められる。両群を正常食に戻し＜低栄養＋低V.D.＞の条件を解除すると短期間で健康状態は回復し、骨軟化症などの所見は軽快した。

この状態ではCdの影響を特定することは出来ない。本実験で発現した骨軟化症について云えば、従来の定説通り「V.D.欠乏」によるものと理解するのが妥当である。

3.「サル実験」の結果から云えること

A. カドミウム曝露の腎機能異常発現に及ぼす影響

(ア) サルでは高濃度(30ppm以上)のCd曝露では軽度の腎機能異常を起こすが、低濃度(10ppm以下)では腎機能に影響は及ぼさない(と考えられる)

(イ) Cdにより腎機能異常が発現するには体内に吸収されたCdの累積総量よりも1日当りのCd吸収量の多寡が大きく影響する(らしい)

(ウ) わが国のCd汚染地域住民の1日Cd摂取量はサル実験で使用した10ppmに比較しても遥かに低い。今回の実験で腎機能異常発現に関与するのは1日のCd摂取量であるが、Cd汚染地域住民では一部に尿中β_2-m排泄量の多い例が認められ、この中には他の尿細管機能異常/障害を合併している例も多い。これは腎近位尿細管機能異常/障害の存在を示すものであり、今回のサル実験の結果とは大きく隔たっていると云え

る。
　Cdの腎障害発現機序の更なる検討が必要であろう。
　B．カドミウム曝露の骨軟化症発現に及ぼす影響
(ア) 100ppm、30ppmのCdを含む餌を9年間投与した結果、前者は1年目、後者は6年目以降に腎機能異常を示す所見が得られたが、臨床症状・剖検後の骨組織検査では骨軟化症の所見は見られなかった。
(イ) 腎皮質には最高1,500ppmのCd蓄積が認められたが、腎におけるV.D.の活性化はそれ程障害されなかった。
(ウ) 低栄養＋V.D.不足状態ではCdの有無に関わらず実験開始1年半後に骨軟化症が発現した。なおこれら実験群を正常食(V.D.含有)に戻すと、短期間に骨軟化症は軽快・治癒した。
(エ) 低栄養＋Cdの条件下でのサル飼育では、4年後の骨生検で類骨縁の増加を認めたが、この時点では尿中β_2-mの排泄増加は見られず、この後暫くしてからβ_2-mの尿中排泄は増加している。腎臓への影響が出現する前に骨の変化が現れた、とする結果である。なおラットにCdを200ppm/日、20ppm/日の量を1年半投与しても骨軟化症の発現は認められていない。

　即ち高濃度のCdを長期間投与(曝露)してもサル(ラット)には腎性骨軟化症という様な所見は得られていない、と言云う結果である。

4．「サル実験」の実際

　此処で行った実験は総数50頭以上の所謂「廃ザル」を用いた9年間に及ぶCdの経口負荷実験である。第三次実験では栄養状態、特にV.D.の有無がどの様な現象を惹起するかを観察することを目的としたものであった。
　今迄のCd負荷(動物)実験はイ病を想定して行われたが、得られた成績については種々の批判があった。曰く負荷するCd量が多過ぎる、イ病患

者の摂取したCd量はもっと少量である、Cdの投与経路は血管内や皮下が多いがイ病患者は(Cdは)経口摂取である、ラットやウサギなどの齧歯類はヒトとは相当に遠縁であるのでもっと近縁の動物を使うべきだ、イ病患者の多くは高年齢の女性・経産婦であった、従って実験に使用する動物も老齢の雌でなければならない(出来れば妊娠を経験したもの)、などなど。

　これらの批判に応えて研究班はヒトに最も近縁なサルを対象動物とし、しかも老齢な雌とした。Cdの投与経路は餌にCdを混ぜて経口投与。40頭以上のサルの飼育は一研究者では為し得ない。研究班は麻布大学獣医学部(薬学部)の協力を得てサル飼育の一元管理と、実験方法の規格化を計ったのである。これにより動物飼育条件に差が生じたり、実験方法が違って(結果の解釈に)異論が生じたりする事は避けられよう。得られた資料の分析や結果の検討には実中研の協力もお願いしている。

　この様な大規模な研究体制は設備の面でも研究費の面でも個人としては為し得まい。研究班が抱える問題の解決に向けての研究班上層部の意欲が窺われよう。将に乾坤一擲の実験体制であった。

5.「サル実験」の成績についての注目点

　得られた研究成果の詳細は報告書に譲るが、研究班が出した成績・結果について注目すべき点が2点ある。
◎第一：Cdは単独でも腎近位尿細管を傷害して機能的・形態的変化／異常・障害をもたらす
◎第二：Cdはそれのみでは骨軟化症は起し得ない。また得られた所見(成績)からは腎性骨軟化症が起きているとは云い得ない
というものである。

　Cdが高濃度(50、100ppmなど)では単独でも腎近位尿細管に形態的変化＝上皮細胞の変性・萎縮、凝固、壊死・脱落などを起し、機能的には蛋

白尿(LMW-P)、(腎性)糖尿、アミノ酸尿などの異常を惹起することが知られている。今回の実験ではCdが30ppm/日 で体内に入れば周囲の条件がどの様であっても腎障害は起こる、しかし3ppmや10ppmのCd濃度では体内(腎臓など)のCd濃度は高まるが生体に(臓器の機能的な)影響は無い。腎臓にも骨にもCdは低濃度では(悪)影響を及ぼさない、という結果であった。

　Cdを30ppm負荷したサルで骨軟化症は起こっていたが、そのサルは低栄養+V.D.不足という条件下で飼育されており、同じ飼育条件でCdを負荷していない(対照群)サルでも同時期に骨軟化症が発症していた。これではCdの影響は評価出来ない。骨軟化症の発症機序から考えればV.D.欠乏が主因と考えざるを得ない。またCd負荷下での骨生検で類骨縁(osteoid sheam)の増加を認めた例があったが、この例もそのまま(飼育条件を変えずに)飼育を続けた所、この所見が消失した、との結果である。しかも低濃度のCd負荷では腎臓にも骨にも変化は無く、Cdの大量投与でも栄養条件が保たれV.D.欠乏が無ければ骨軟化症は生じていない。この実験結果からは腎性骨軟化症がCdで誘導された、ということにはならない、と云えよう。

　「サル実験」はこれだけ周到な準備をし、詳細な検討して結果を出している。成績についての考察も抑制の利いたものであり、得られた結論も妥当なものといえよう。しかしこの実験報告は他のCd研究者に殆ど利用されていない。論文等にも引用されないし、評価に対する反論も殆ど無い。結局は無視されているのである。この「サル実験」の後に、これに匹敵する規模と周到な準備を整えた実験は行われていない。本実験の結果をそのままヒトの成績に外挿するのは無理であろうが、参考とするには差し支え無い筈である。今後はもっと本実験を取り上げてイ病関連の諸問題を考察する際に参考とすべきではないか。

III 「サル実験」以後の動物実験

　「イ病およびカドミウム中毒(通称)」に関する研究班は度々組織変更を行なってきた。その主なものは研究班員の変更＝新しい人(研究者)を入れる＝である。同じ研究班員の継続は研究自体がマンネリ化し易いこと、それを防ぎ新しい目で仕事／研究の見直しを行い、研究班に「新しい風」を入れることが目的である。更にイ病研究は特殊なため携わる人が固定化して新しい研究者が育ち難くなっていることの是正、若い研究者の参加で後継者を育成する、などの意図もあった。一方、新しい研究者はイ病研究の長い歴史を十分に理解していないため研究テーマ(発想)が以前のテーマと重なり、結果がある程度予測出来るという難点もあった。同じ研究を繰り返すことになりかねないのである。

　新しい研究者のテーマは「Cdの毒性を明らかにする」、「イ病はCdが原因であることを証明する」ことになるのは止むを得まい。ただこのテーマは昭和30年代より何回も取上げられている研究主題でもあった。研究手段は殆どが動物実験である。被疑物質(此処ではCd)の毒性を見るには被検動物への被疑物質直接大量投与が判り易い。実験はラットなどに$CdCl_2$の100ppmとか300ppmを直接静注する方法が採られている。そして結果は以前の同様な実験で得られた成績と殆ど変わらない。新しい研究手法を取り入れることで多少違った点は見られるが、全体としては(得られた)結果は変わらないのである。

　イ病はCdの少量長期間(経口)摂取が原因と考えられている。従ってイ病の再現を図るにはCdの少量長期間経口投与が原則で、且つイ病患者と同様な生活条件が必要である。特にイ病患者の殆どが女性であり、更年期後の高令(60才以上)な経産婦である、と云うことから、この条件を克服するための実験条件の設定が必要であった。このため実験ではドラスチックな手段が取られることになる。その一つとして「イ病患者は更年期を過ぎた女性」に多いと云う事から、若い動物の卵巣摘出を行い女性ホルモン

を欠落させて実験に供する、という方法が採用されるようになった。生後6～8週令のラットの卵巣摘出を行い、これに0.05～0.5mg/KgのCdCl$_2$溶液を週5日、50週間静注または腹腔内注入する。ラット一匹(体重250g前後)に換算すれば10ppm～100ppm位のCdCl$_2$負荷となろう。石川評価委員長の提言は考慮されていない、と云って良い。その他の実験も大同小異であり、実質的には同じ実験の繰り返しである。結果はいずれも腎臓の近位尿細管に特定した機能・形態的変化/障害を認めており、一部には骨に変化あり、としているが、骨軟化症の診断には問題があり(後述)、報告はそのまま受取るのは難しい。その後実験動物は腎機能低下を起してCRF状態となり、その影響が表面化しているが、加齢の影響(ラットなどは寿命が短い)や手術操作による影響も考慮しなければならない。この様な方法がイ病患者の生活条件を再現したとは云えないであろう。

「サル実験」以後の動物実験は手段・方法に新しい工夫がなされてはいるが基本的には今迄のCd負荷実験の繰り返しであり、得られた結果も基本的には一緒である。「サル実験」以後はこれに匹敵する実験は行なわれていない、と云って良い。だから「サル実験」はもっと検討・評価されてしかるべきである、とは云えないだろうか。関係者の猛省を望むものである。

補

"老齢動物を実験に使用する"と云う事に関連して："イ病患者は高齢の女性"であるということ

厚生省見解が公にされた昭和40年代前半では(検討)対象となったイ病患者の殆どは年齢が60才代で数回の出産を経験した更年期以後の女性であった、とされていた。しかし昭和42(1967)年に発表された研究報告書では「(イ病患者は)35才から更年期頃までの女性」とされており、30才代後半から50才前後の経産婦が主体であったことが判る。イ病患者が注目されだした昭和20年代後半には「イタイ、イタイ」の初発症状が見ら

れた患者も30才代前半にまで(年齢は下っていた)と考えられる。研究が始まった昭和30年代頃のイ病患者は「更年期を過ぎた高齢の経産婦」ばかりでは無かった、と推定出来るのである。

　平成23(2011)年に発表された研究報告には、ここ数年間に死亡したイ病患者についての報告がある。その記録を見るとこれらの方々が＜イ病と認定＞されたのは昭和42、43(1967、68)年であり、その際の年齢は殆どが60才以上で、認定時のこれら患者は確かに"高齢な経産婦"であった。しかし患者はこの時期にイ病の症状が顕在化したものではなく、既往歴を見ればイ病の発症と考えられる症状の初発は昭和20年代後半に遡れる例が多い。イ病患者はCd汚染地域に長年月生活していたことが条件であることを考えれば、患者がイ病の初発症状「イタイ、イタイ」に気付いたのが昭和30(1955)年前後だったとしても納得は出来よう。そうであれば研究開始時点の患者年齢は前記研究報告が「患者は35才以後から更年期頃までの女性」としているのも納得できる。萩野氏も「最初に診たイ病患者は30才前後が多かった」と述べておられる。

　そうすれば昭和38(1963)年以降の文部・厚生両省支援・「イ病研究班(通称)」の対象となったイ病患者は40才代後半から50才代の女性が大半となり、前記報告書の記述通りに30才代後半～40才代となる。イ病患者は「更年期以後の高齢な女性」が総てだったのではないのである。昭和42(1967)年に提出された報告書はこの事を明確に示している、と云って良い。

※イ病患者の状態再現として、幼～若年実験動物の卵巣摘除を実験条件とすることは妥当であろうか。ヒトに於いては30才代前半～40才代の女性は未だ生殖年齢期であり、更年期以後の女性ホルモンが欠落した状態ではない。Cd汚染地域で生まれ育った人ならば、Cdの影響(障害)は子供の頃から受けていたであろう。その様な女性が結婚して出産し「イタイ、イタイ」の骨軟化症を発症するのである。女性ホルモンの欠乏・脱

落が影響したとは思われない。しかしイ病患者が¦更年期を過ぎた高齢(60才以上)の経産婦¦だとすれば、女性ホルモン(卵巣ホルモンも黄体ホルモンも)が著減していることは疑いない。そこで実験動物を女性ホルモン欠落状態にするのがイ病患者の再現である、との考えも生まれて来る。この再現の為に幼～青年期の実験動物の卵巣を摘除して女性ホルモンを除去することが、イ病発症の解明に役立つのであろうか。最初にイ病研究の対象になった患者(達)は更年期以後の高令な経産婦ではなかった可能性が高いのである。むしろ更年期前で生殖年令期の(若い)女性が多く発症しているのではないか。これから見れば女性ホルモン欠損はイ病(発症)の必要条件ではない、と考えて良い。昭和30年代の厚生・文部両省(当時)後援の共同研究班報告をもっと参照すべきであろう。幼～青年期の実験動物を非生理的状態にしてCdを負荷することがイ病の発症解明に役立つとは思えないのである。

Ⅳ 「サル実験」でのカドミウムによる腎障害とビタミンＤとの関係
<Cd腎障害は骨軟化症を惹起するか/V.D.の代謝から見て>

　昭和50年代末頃に「イ病の本態である骨軟化症はV.D.欠乏の結果であり、その原因はCdの腎障害によるV.D.活性化障害である」と考え"腎臓から骨へ"の道筋を説明出来た、とする仮説が発表された。これは「厚生省見解」を裏付けるものであり、研究者間に「これでイ病の成因は解明出来た、腎臓から骨への道筋も明らかになった」と云う空気が流れ、"イ病Cd(単独)原因説"の大きな支えになったのである。

　V.D.の代謝を解明したのは米・ウイスコンシン大学のDeLuca 教授(のグループ)である。1970～71年後半にかけて教授はV.D.は腎臓で活性化され生理的機能を発揮することを明らかにした(詳細は前述)。

　これらの新知見に基づきCdは腎近位尿細管を特異的に傷害するが同時に周囲組織にも(害)影響を及ぼす(であろう)、その結果$1\alpha OH-ase$の活

性が低下する（に違いない）ので、結果としてV.D.活性化が障害されて生体内は"D欠"状態となり（腎性）骨軟化症が発症する、という説明である。この様な考えが公になると共にCd汚染地域住民の血中$1\alpha\cdot25(OH)_2\text{-}D_3$濃度は低下している、という論文も現れた。あたかもイ病発症の道筋が解明された、かのような話である。

　これと前後して「第三次サル実験」が始まった。このために第三次実験ではV.D.に関する諸問題が検討された。V.D.関連問題の担当は昭和大学歯学部生化学教室・須田立雄教授（当時）である（須田教授はDeLuca教授がV.D.の代謝経路を解明した際、その仕事に協力していた）。

　須田教授の第三次サル実験におけるV.D.に関する検討結果は次のようであった。

① 30ppmのCdを含んだ餌で8年間サルを飼育しても、食餌中のCa、P、V.D.の含有量が十分であれば（Cdは）V.D.代謝産物の血漿レベルには殆ど影響しない。

② 食餌中のCa、Pの含有量を減らすと活性型V.D.の血漿レベルは著しく上昇する（②群、⑥群。＊⑥群は低栄養餌＋Cd群）。この現象は腎の$1\alpha(OH)$ ase の活性亢進で説明出来る。

③ 栄養条件が正常でV.D.添加のない餌で飼育したサルでは$25(OH)D$の血漿レベルは著しく低下するが、$1\alpha\cdot25(OH)_2D$の血漿レベルは余り低下しない。理由は肝臓や脂肪組織にV.D.が蓄積されているためである。また餌に少量のV.D.が含まれていたとも考えられる。

④ 食餌中のV.D.、Ca、Pの含有量を減らすとCdの有無に関わらずV.D.代謝産物の血漿レベルは何れも早期に低下し、動物（サル）はくる病／骨軟化症となる。

⑤ 正常餌にV.D.を添加せずCdを加えた餌での飼育では$1\alpha\cdot25(OH)_2D$濃度は上記の条件でCdを加えなかった群に比較して有意に低下していた。これは活性型V.D.の基質である$25OH\text{-}D$が少ない場合は30ppmのCdを 長期間摂取すると腎における活性型V.D.合成が阻害される可能性

のある事を示唆する。

⑥低栄養＋Cd群(⑥群)の中の1個体＝腎機能障害がハッキリしていた＝に飼育60ヶ月以降、明らかな$1\alpha\cdot25(OH)_2$-Dの低値継続が認められた。この例ではCdの腎障害と活性型V.D.が低下した現象との関係を考えて置かなくてはならないだろう。しかし同群の他の個体は対照とした同条件飼育でCd非添加群と比較しても$1\alpha\cdot25(OH)_2$-Dの血漿濃度に差は無かった。このことは餌に適量のV.D.があれば、Cd摂取が腎における活性型V.D.合成に及ぼす影響は小さい(殆ど無い)と云って良い成績である。

以上の成績から考えると、高濃度(30ppm)のCd負荷でも食餌の栄養条件が整っていれば臨床的に問題となるようなV.D.活性化障害は起こらない。特にV.D.(D_2、D_3)が十分に存在すればV.D代謝にCdの有無は殆ど影響していない。従って一部を除いてはサルに骨軟化症は発症していない。サルが骨軟化症を発症したのは実験群④と⑧であった。両群の食餌の基本は"低栄養でD欠"という構成であり、⑧群にCdが30ppm添加されていた。両群は実験開始後比較的早い時期に骨軟化症を発症したが、血漿中V.D.代謝産物は早期から著明に低下しておりCdの有無は関係ないという結果であった。

一方、高濃度のCd(30ppm以上)負荷が腎の1αOH-ase活性を低下させることは認められたが、血漿中の活性型V.D.濃度はさしたる低下を示さなかった。血漿中のV.D.代謝産物濃度が著明に低下するのはCa、Pの摂取不足であり、V.D.の欠乏/D_2、D_3の摂取不足であってCdの負荷ではないのである。

1αOH-ase活性も負荷されたCdが低濃度(3ppm、10ppm)ならばむしろ活性が亢進するのではないか、という結果も得られたのである。

「サル実験」で見る限りCd由来の腎性骨軟化症は発症せず、CdによるV.D.活性化障害も骨軟化症を引き起こす程の影響は無い、と云う結果であ

る。特に少量のCd負荷は影響が無い、と云って良い。ヒトでは摂取が禁止されているCd汚染米のCd濃度は最大でも1ppmである。これに較べて今回の「サル実験」で使用された"少量"のCdは3ppmと10ppmで、ヒトに当て嵌めればむしろ大量と云って良い。サルではこのCd量では何の影響も無かった。しかしヒトの場合はこれより少量(多くてもこの量)で低分子量蛋白尿を初めとする各種近位尿細管機能異常/障害が起こっている。更にイ病ではこれに骨軟化症が合併しており、「厚生省見解」では両者を結びつけて「成人型ファンコニ症候群」としているのである。この不一致は見逃せない。ヒトでは「サル実験」でのCdの作用機序以外の何事かの関与があるのかも知れない。この事実だけでも動物実験の結果を直接ヒトに外挿する危険性が判るであろう。動物実験の結果を人に外装する際には慎重の上にも慎重に扱わなければならないのである。

第7章
第Ⅲ期・第二の骨の時代
イ病も含めた骨軟化症の問題:
昭和55(1980)年頃～平成5(1993)年頃まで

　昭和40年代中頃から50年代中頃までイ病関係の研究はCdによる腎障害を主要課題として進められてきた。その結果Cdは特異的に腎近位尿細管を障害すること、障害の最初の徴候はβ_2-mなどの低分子量蛋白の尿中排泄増加(低分子量蛋白尿の出現)であることなどが明らかになったが、腎性骨軟化症の発症＝成人型ファンコニ症候群＝までには辿り着けなかったのである。

　一方、「厚生省見解」でも「イ病は骨軟化症」であるとしている所から、Cdが直接骨を侵すことがあるのか、その機序は、という問題の解明が求められていた。それまでの研究成果からいうと、Cd単独では骨障害/骨軟化症は発生させ得ない、と云うのが結論となっていた。それと共に「イ病は骨軟化症なんだから、疑わしい例では骨軟化症が証明出来ればイ病として良い」との考えが生まれ、このために何を以って骨軟化症と診断するか、と云う骨軟化症の診断基準が問題となった。昭和50年代後半から平成10年代まではこの問題が研究班の主要課題となった、と云って良いのである。

1. 骨軟化症はどんな病気か

　骨軟化症は基本的には骨の石灰化障害である。これまでも本症は骨端線が閉鎖する以前の小児では「くる病」として扱われていた。そしてくる病はわが国でも良く知られた存在だったのである。関連して骨軟化症もくる病が大人(成人)に生じたものとして理解／知られていた。

　イ病関連で云えば、くる病や骨軟化症が富山県に存在することは明治・大正時代から知られており、中でも氷見地方に特に多いことも報告がある。昭和30(1955)年前後に出版された整形外科の成書にも上記に関連する記述がある。ここでは本症の成因にV.D.不足が第一に挙げてあり、次いで栄養障害、ホルモン異常などがある、と書かれている。臨床的に見られる主要症状は特有な「痛み」であり、自発的な骨の痛みに加えて骨の圧痛や叩打痛などが良く見られ、これが本疾患の特徴とされている。小児では早くからこれらの症状に骨格の変形が加わり「くる病」といわれる特徴的な体形が生じてくる。成人でも本病が高度になれば病的骨折や骨の屈曲等の骨変形が加わり、最終的には骨格／体型の変形が現れてくる。また筋力の低下も良く訴えられる症状であり、特に他の症状・徴候が現れる前から見られる事があるので注意が必要、とされている。この様な症状は昭和30年前後のイ病患者に具現されていた。

2. 骨軟化症の診断について

1) 臨床症状：骨軟化症の主症状は前述のように「痛み」であり、骨の自発痛、圧痛、叩打痛は特徴的である。筋力の低下は他の症状が現れなくとも見られる事がある。経過が長くなれば骨格の変形も目立ってくる。臨床的にはこれらの症状・徴候を見逃さないようにしなければならない。
2) 骨のX-線撮影写真の所見：骨改変層(Looser's zone)を認めることが重要である。他にも骨萎縮、骨変形などの存在が見られる事がある。

3) 生化学検査：血中P濃度の低下、AlP値の上昇、血清Ca濃度の低下が重要である。他に腸からのCa吸収の減少と尿中Ca排泄の低下、尿中OH－プロリンの増量などが挙げられる。
4) 骨の組織学的検査：石灰化されない骨基質＝類骨組織の増加を認めることが重要である。類骨量増加の判定は鏡検による目視判断と共に、類骨面積、類骨幅などの(客観的)測定が必要である。骨の石灰化障害の証明にはテトラサイクリンを用いた(骨)石灰化前線の二重染色法による証明法も用いられている。

　骨軟化症の診断はこれらの症状・徴候が一つあれば良い、というものではない。主要症状・徴候の幾つかが現れないこともしばしばある。従って本症の診断は色々な所見を総合して決めるべきものであり、成書でもこの点を強調している。何か骨軟化症に関連する所見が一つあれば診断は可能である、というものでは無いのである。この点を良く理解して置かなければならない。

3．研究班で「骨軟化症」が問題になった背景

　「イ病」及び慢性Cd中毒に関する研究は、昭和30年代の"イ病＝骨軟化症"との認識から最初はイ病疑い例の骨軟化症証明が主力であり、研究班内に「イ病鑑別診断班」が設置されていた。その後にCdは腎臓を標的臓器とし、かつ腎近位尿細管を特異的に傷害する事、尿中β_2-mの排泄増加がCd腎障害の最初の徴候になることなどが明らかとなって、厚生省見解に云う「腎臓から骨へ」の道筋が解明出来るとの期待から、Cdの腎障害解明が重要視されてきた。V.D.の代謝が解明された1972(昭和47)年以後は"Cdの腎障害は腎におけるV.D.活性化障害をもたらし、生体内「D欠」状態を現出する(であろう)"との考えから、この考えの関連研究が数多く行なわれたが期待された成果は得られず、厚生省見解の「腎臓から骨へ」の道筋は(この時点では)証明されず、ミッシング　リングは残されたまま

だったのである。

　厚生省見解が「イ病は骨軟化症であり、Cdの慢性中毒による成人型ファンコニ症候群である」と規定している所から、Cdによる腎近位尿細管障害を有する人達に骨軟化症の存在を証明出来れば「イ病」と確診出来る、との考えから、Cdが直接骨を傷害して骨軟化症を惹起するのではないか、という考えと共に、骨軟化症の(確定)診断はどんな基準で行ったら良いかに関心が持たれ、昭和50年代後半から平成年代初期にはこれが研究主題の一つとなったのである。

1）骨軟化症診断の病理組織学的問題

　骨軟化症の証明・診断には幾つかの注目点があるが、その中で重視すべきものに骨の病理組織学的検索で"骨に類骨の増加を証明すること"がある。類骨の証明には標本の作製法、類骨の染色と計測・評価、類骨増加の判定基準などについて様々な問題点が指摘されていた。類骨の測定には石灰化骨と非石灰化骨の境界が明瞭に区別されねばならない。このために類骨のみを"はやく、きれいに"区別出来る染色法が色々と考えられてきた。昭和大学歯学部口腔病理学・吉木周作教授(当時)が昭和48(1973)年に類骨の簡易染色法(吉木法)を発表、これがイ病研究者に取り入れられ、研究班内に吉木法が急速に広まって行った。昭和56(1981)年頃からは研究班では吉木法で標本を染めなければ討論の基盤が作れない、という風潮と共に、本法に対する疑問・批判も起きたのである。これに対して吉木教授は昭和58(1983)年にGolandの染色法を改変した方法(通称吉木法/Goland-吉木法)を発表した。吉木法(通称も含めて)への評価は類骨が(特に)良く染まる(特異性がある)、従って類骨の見分けが容易である、としてイ病研究者が多用したのである。"新しい方法"は語感でも従来の方法より優れている、という印象がある。それあらぬかイ病研究者の中には「骨の染色は吉木法」として他の染色法で得られた成績を等閑視する傾向が生じてきた。その結果「吉木法は使いやすい」、「吉木法で染まったものは類骨であ

る」から「吉木法で染まれば類骨増加と判断して間違いない」となり、遂には「吉木法で(類骨が)染まれば骨軟化症である」という理解が生まれ「(病理)組織学的骨軟化症」という妙な言葉が市民権を得そうになったのである。

　骨軟化症は一つのclinical entityであり、臨床症状・徴候や検査所見等を総合した病態を指す。"類骨の増加"はその中の主要所見の一つではあるが、これのみで骨軟化症との診断は下せない。更に問題は、この時点では類骨組織増減の判定が観察者の判断に委ねられていた事である。誰が見ても「増加」と判定出来る様な変化ならば問題はないが、増加かそうでないかの微妙な領域では観察者の主観が判定を左右してしまう危険性が多分にある。この様な問題点に目を瞑って「吉木法で染まれば類骨」、「(病理)組織学的骨軟化症は(臨床的にも)骨軟化症である」とするのは行き過ぎであろう。研究班では吉木法の客観的な評価が行なわれないまま吉木法で作製した標本の所見について議論が進められたために、研究者間で意見の統一が困難になっていたのである。

2)「(病理) 組織学的骨軟化症」に対する批判

　前記の事態を憂慮した研究班の上層部は昭和57(1982)年度から「骨軟化症研究会」を組織・発足させてこの問題の検討を依頼した。研究会は所謂吉木法も含めて病理学的見地からこの問題を検討したのである。そしてこの研究会の検討結果を踏まえ、骨軟化症診断のための病理組織学的検索の意義を検討することを目的として「骨軟化症の診断における病理組織学的検索の意義に関する研究班」を設置して検討を行い、その結果を平成4、5(1992、1993)年に発表した。吉木法については発表では次のように述べている。

　「いわゆる吉木法」は染色液の調整、染色実施者の手技の熟練度、判定者(特に骨計測を行なう場合)の熟練度など注意すべき点があるが、これらに注意すれば従来の染色法と同等の利用価値があると判定する一方、本法

は骨の脱灰標本を使用することから石灰化骨が一部染まること、特に石灰化前線の内側まで染まることが判明した、として注意を呼びかけている。このことは測定自体がover estimateとなる可能性が高いことであり、実際の検討で類骨組織の面積が従来の方法より約7%多く染まる、という結果を報告したのである。類骨組織の増減判定には類骨幅と類骨面(積)の増減を用いるのが良いとされていることから、類骨面積約7%の変動は、増減が微妙な場合の判定に影響するであろう(大きく)事は疑いない。研究会は「吉木法」について実施面での注意点を挙げ、これを遵守すれば従来の方法に比して遜色のない成果が得られる、と述べている。そうであれば、吉木法で得られた成果と従来の方法で得られた成績との比較検討も可能になるであろう。報告では吉木法を使用する際の注意点を指摘したのである。

　新しい方法が世に出た時には第三者によって追試と評価が行なわれ、その検証成績に一般利用者の評価が加わって「新しい方法」として定着して行く、という経過を辿るものである。「吉木法」はこの過程が省略された、と云って良い。物事は何でも基本が大切なのである。

　後述するように骨標本で類骨組織の増加を証明するために幾つかの注意点／留意すべき所がある。本研究班の報告ではこれらの点について綿密な解析を行い、今後問題が起こらない様に幾つかの提案を行なっている。しかし現在の研究班ではこれらの提案は殆ど省みられていない。類骨染色法は相変わらず吉木法一辺倒であるし、類骨増減の判定も観察者(研究実施班員)の主観に任せたまま。標本における類骨の増加が「"見た目"で増減を判定している」と云われても弁解の余地がないものさえある。動物実験における石川評価委員長(当時)の提案が(ほぼ)無視された事態と同様なのである。

　補：類骨組織の同定と増減確認の 手順
　類骨量の増減を判定するには骨を顕微鏡で観察出来る標本を作製しなけ

ればならない。(人体の)軟部組織は採取・固定後に2～6ミクロン厚の切片(薄切切片)として目的に沿った染色後に鏡検する。したがって先ず良好な標本を得ること、次に目的に沿った適切な染色法を用いること、最後は適切な評価法を適応することである。その実際と問題点について検討する。

①標本作成に関する問題

顕微鏡標本は厚さ2～6ミクロンの薄切切片である。骨は組織が固いだけにここまで薄くするには色々と障害がある。薄く切るには組織を軟らかくすれば良い、として骨から石灰(硬組織)を除いた標本＝脱灰標本が作製される様になった。一方、骨そのままの様子を見るとして骨をそのまま切片にする非脱灰標本も作られる。類骨関連で云えば骨の石灰化部分と非石灰化部分が明瞭に分けられるなどの利点を有する非脱灰標本が薦められている。

非脱灰標本作成には薄切法と研磨法とがある。薄切法では標本が厚くなる難点があり、薄くすると標本が縮んで変形する、連続切片が作り難いなどの難点が指摘されている。これを防ぐために研磨法が行なわれているが、これだと標本がスダレ状に壊れる危険性が高い、研磨の傷跡がついて標本が見難くなるなどの難点があり、いずれも標本作りには高度に熟練した技術者が必要になる。

この難点を解消するため著者等は整形外科で取り入れられた新鋭機器(西独製Ultra Miller)を用いた標本作成法を開発した。これだと上記の難点が殆ど解消できる。研究班会議にこれを紹介したが黙殺された。従って研究班では未だに古典的な脱灰法か非脱灰法が用いられている。

②類骨増減の評価に関する問題

画像を評価する場合、評価を客観的な表示(数字等)にすることは難しい。類骨の場合は測定部位、測定法、評価法等色々な問題がある。

イ)測定部位の問題

類骨の変化が良く見える骨とそうでない骨がある。一般に長管骨は不適

切、短骨でも脊椎骨などは骨稜が多く見られるので適切、とされている。それでも脊椎骨の軟骨部に近い部位は生理的にも類骨は良く見られるので避けたほうが良く、多くは椎体の中心線から何mmと決めて置いた方が良い、とされている。

測定点も20〜50ポイントを連続して測定し、それを纏めて評価する。この条件の決定は他の標本測定結果・他の研究者の成績と比較する際の基礎であろう。

ロ) 標本作成上の問題

類骨測定には非脱灰標本が適切であることは諸家の指摘する所である。しかし薄切標本を作るには脱灰標本が良いことも言を俟たない。しかし両者の特徴を兼ね備えた標本作成法が現れても良い頃である。その一歩として筆者(達)はUltra Miler法を用いてみた。本法を用いるとサルの大腿骨も横断可能で形の崩れない円形の薄切標本が出来る。装置がやや高価なのが難点であるが、骨の非脱灰標本作製のためにもこの様な工夫があっても良いのではないか。

ハ) 類骨測定法の問題

類骨等の組織画像を評価する場合、数字表示等の客観的な形で行なうことは難しい。以前はこの様な画像評価の場合、多くは判定者の判断に委ねていた。従って評価法は「なし(−)」、「僅かに(±)」から始まって「多い(++)」、「極めて多い(+++)」まで感覚的な表現が多かった。類骨で云えばその面積、幅(厚さ)、類骨縁の長さ、全骨量に対する比などを数値で示せば客観的評価に耐えうるであろう。最近はコンピュータを組み込んだ自動計測器が出現、評価の面から人間的要素を軽減するのに役立っており、同時に手法の簡便化にも役立っている。

ニ) (類骨)増減判定基準の問題

観察者の主観的判定を改めるものとして骨計測法が開発された。従来の骨計測は熟練した観察者(検査技師など)が複数で同一箇所を観察・測定、結果を比較秤量して計測値を決めていた。これでも観測者の熟練度によっ

て差異が出たのである。現在、此処はコンピュータが受け持っている。しかしどの様な所見をどう読むかは矢張り人間が指示しなければならない。判定基準を作成してコンピュータ・ソフトに組み込むのは人間の仕事であるが、基準が明確ならば機械の測定でも客観的評価に耐え得る測定値が得られるであろう。

4．骨軟化症に関するカドミウム及び他の金属の関与の問題

　昭和年代末期～平成年代初期の段階ではCdが腎障害を来たすことは証明されたものの、研究（班）の主要命題である「イ病は腎性骨軟化症＝Cdによる成人型ファンコニ症候群」の証明が難しくなっていた。そこでCdが直接骨を攻撃して骨軟化症を惹き起こすのではないか、という命題が再度取り上げられて検討課題となったのである。これにはCdにより他の金属が骨に影響を及ぼして骨障害＝軟化症を惹起するのではないか、との検討課題も含まれていた。

　ヒトの場合は骨芽細胞が標的となった。ヒトの場合、骨へのCd蓄積は肝臓や腎臓に比べれば僅かである。動物実験の成績から見ても、この程度のCdの蓄積では昭和30年前後に見られた著明な活動性を示す骨軟化症が発症するとは思われない、とするのが大方の意見であった。それ以後の動物実験から見てもCdが直接骨を攻撃して骨軟化症を惹起する、という命題は証明されなかったのである。

　Cdが直接骨軟化症を惹き起こす、との考えがほぼ否定された後に起きたのがイ病疑い患者やCd汚染地域住民における骨軟化症の証明であった。昭和30年代のイ病患者の骨所見には骨粗鬆症を伴った高度な骨軟化症という記載が多く見られており、骨のX-線写真では骨改変層（Looser's zone）と共に骨の組織学的検査で類骨（osteoid）の増加が特徴的な所見とされていた。

　当時のイ病認定基準は大まかに云って　①Cd汚染地域に長年月居住して

いたこと、②Cd 由来の腎障害が存在していること、③骨に(骨)軟化症の所見があること、という条件を満たすことを求めていた。Cd由来の腎障害とは尿中β_2-mの排泄増加の存在で代用可能とされ、骨軟化症は骨のレントゲン検査で骨改変層(Looser's zone)を認めること、これが無くとも骨に類骨(osteoid)の増加があれば可、なのである。ただし類骨増加の証明は骨の病理組織学的(顕微鏡)検査によらねばならず、骨生検や剖検による骨の採取が必要で、更に採取した骨を検査可能な状態にまで処理しなければならない。これには前述のような様々な付帯条件がある。これらの条件をクリアする事は容易ではなかった。

骨軟化症の発生に関連して、Cd中毒では鉄(Fe)やアルミニウム(Al)が骨の石灰化前線に沈着して骨石灰化を阻害し、骨軟化症を惹起するとの考えが浮上した。しかしCd汚染地域住民の剖検や動物実験の検討では骨の石灰化前線にAlの沈着は見られていない。「Al骨症／脳症」は慢性腎不全(CRF)例(透析例を含む)で発見されているが、CRFでは高P血症是正のためP吸着剤として使用された多量の水酸化アルミニウム(アルミゲル)がAlの供給源と判明、血液透析(HD)例では透析液中にAlが相当量含まれており、これが患者体内へ移行していた、と判明した。これらが是正された後はAl脳症や骨症は見られなくなっている。そしていわゆる「慢性Cd中毒患者」にAl脳症や骨症の存在は確認されていない。

Feも同様な問題があった。CRFやHDの患者では貧血が高度で血清鉄が低値を示す例も少なくない。このために(高度な)貧血を有するCRF患者には輸血や鉄製剤の大量投与が行なわれてきた。そのため患者の中には鉄沈着症が問題となる例もあったのである。CRFの貧血は腎よりの造血因子＝エリスロポエチン(Epo)の生成低下／欠乏によることが判明して以来、CRFの貧血は「腎性貧血」と呼ばれ、治療はEpoの補給であった。Epoが使用されるようになってから鉄の補給は必要量に止まり過剰投与は行なわれていない。又CRF患者でFeの過剰による骨軟化症が生じた、という報告は今迄もないのである。

これらの事実からして、イ病患者の骨軟化症がCd＋他の金属の関与により発生したとする考えは否定された、と云って良いのである。

第8章
イ病・カドミウム中毒症に対する発想の転換／原因は一ッではない

　イ病は昭和30(1955)年に学会で発表されて初めて世人に知られてから約60年、昭和43(1968)年の「厚生省見解」発表後からでも約46年が経過している。その間、イ病に関する研究は営々と続けられてきた。その結果、イ病の原因はCdと考えられる様になり、Cdの生体影響などは細かい点まで明らかにされてきた。

　一方、イ病の原因についての考えはイ病発見時と殆ど変わっていない。そろそろ考え方を再検討しても良い時機なのではないだろうか。

　イ病の本態は何であろうか。昭和35(1960)年～昭和43(1968)年・「厚生省見解」発表頃までは「イ病は骨軟化症」ということで一応の合意は得られていた。「イ病鑑別診断班(略称)」が設置されていたのは"臨床的"に骨軟化症を証明すること＝骨のレントゲン写真上で骨軟化症の存在を証明すること＝で、具体的には骨改変層を見出すことにあったのである。それが厚生省見解以後の研究によってCdの腎障害がクローズアップされ、Cdによる腎障害がイ病発症の始まりと認識され、しかも尿中β_2-mの排泄増加がいわゆるCd腎症の初発症状では、と考えられたことからイ病は"Cdによる腎障害"との認識が広まり、骨軟化症の存在がボヤケて来た。しかし厚生省見解でも＜イ病は骨軟化症＞と明確に規定しており、昭和30年代の患者に見られた「イタイ、イタイ」は骨軟化症による骨痛であることは

第8章　イ病・カドミウム中毒症に対する発想の転換／原因は一ッではない

疑いない。昭和30年代に研究対象となったイ病は臨床的には骨軟化症だったのである。昭和54(1979)年に行われた国際会議"Cadmium induced Osteopathy"において、会議参加者の意見が唯一一致したのは「イ病は昭和30(1955)年に発表された患者の病像が基本であり、これを妄りに変更すべきではない」と云うことであった。この時点ではCdの腎障害もある程度解明されており、Cdの腎障害(尿中β_2-mの排泄増加)が明らかになったのだから、イ病が腎性骨軟化症だとすればCdの腎障害がその先駆けである、即ちイ病はCdの腎障害証明でも良いのではないか、とする考えも存在したのである。会議では「イ病研究の対象疾患の病像は報告当初のものを基本とする」として、イ病本質の恣意的な改変・解釈を戒めたのである。

　イ病が骨軟化症なのだからCd腎障害はイ病の原因であってもイ病そのものでは無い。Cdの腎障害だけでは臨床的に「イタイ、イタイ」の骨痛は生じないのである。しかしイ病認定患者／要観察者にCdによる腎障害が存在することも疑いない。これらの事実を総合すると「イ病とは同一個体にCdによる腎障害と(原因は未だ不明だが)骨軟化症が同居している状態」と云って良い。これが"新しい"イ病の解釈である。この視点からイ病を見直したらどうなるか。その検討を試みるのが本章である。

　イ病の成因については昭和30(1955)年の発表以来、二つの考え方が表明されていた。一つは"Cdによる腎障害の発生⇒腎性骨軟化症への発展"とする考えで"イ病Cd(単独)原因説"、もう一つは現在殆ど省みられていない「イ病は骨軟化症であり、原因は栄養不足(V.D.摂取不足)である」とする"イ病栄養障害説"である。現在、わが国のイ病の成因に関する考えは「原因はCd」で総てが納得していると見られており(世界でも)、厚生省見解はわが国の公式見解として世界に通用している。しかしイ病の研究者(達)が総てこの考えで納得している訳ではない。その点から見ても両説については再検討が必要なのではないか。

I 現在＜平成25(2013)年＞のイ病の原因に関する考え方

イ病の原因については現在どの様に理解されているか。イ病Cd原因説とイ病栄養障害説(殆ど話題にならないが)について検討する。

1. イ病についての現在までの理解／Cd原因説

イ病はCd単独でも発症する、とするのがこの考え方である。どの様な根拠に基づいてこの考えが成り立っているのかを検証してみる。

1) イ病患者の症状から見た場合

イ病の特徴は患者が「イタイ、イタイ」と全身各所の苦痛を訴えることであり、この主訴が疾患名となった程である。イ病についての初期の研究はこの「イタイ、イタイ」の成因を検索する所から始まった。その結果この痛みは骨痛であり、骨には(レントゲン検査で)骨改変層や病的骨折が見られ、更に骨や骨格の変形も見られること、生化学的各種検査成績などから本病は「くる病／骨軟化症」であると診断された。一方、イ病にはV.D.の大量投与が有効、との報告が昭和31(1956)年になされ、これらの所見を総合して「イ病の本態は骨軟化症である」と理解されたのである。この事は厚生省見解にも明記されており、イ病の症状が骨軟化症によるもの、との理解は研究者(達)の共通理解だったのである。ただしCdが直接骨軟化症を惹き起す、とはされていない。

2) イ病患者の検査所見から判明したもの

イ病患者では蛋白尿が良く見られることは昭和20年代後半から判明していた。昭和30年代前半にはイ病患者に蛋白尿の他に糖尿、アミノNの排泄増加、リンの(腎)再吸収能の低下も知られていた。何れも腎の再吸収能障害を示すもの、との理解である。

蛋白尿は腎のどの部の障害に起因するかについて尿蛋白の関連研究が行なわれた結果、イ病患者に見られる蛋白尿は低分子量蛋白尿であり、成因は腎の近位尿細管における低分子量蛋白処理能の異常/障害に由来することが判明した。イ病/Cd汚染地域住民については低分子量蛋白尿の他に腎性糖尿、汎アミノ酸尿、リン再吸収障害、一部では重炭酸漏出による酸血症の存在などが確認されたのである。また剖検で腎臓では近位尿細管に限局した特異な病変の存在が認められ、臨床的に見られる各種検査所見異常は腎近位尿細管障害に由来することが裏付けられた。これでイ病患者には腎障害が存在し、その臨床表現として近位尿細管の機能障害、中でも低分子量蛋白尿が早期より出現していることが判明したのである。

3）イ病の疫学的検討から判明したこと

　イ病患者は富山県神通川流域に多発していた。この状態を知って萩野氏はイ病は毒物の河水汚染によるものではないかと考え、広汎な環境調査を実施した。そして神通川の川水で潅漑されている田畑や患者が居住する土地では土壌や作物（食物）にCdが多く含まれていること、住民はCdを経口的に摂取していること、イ病患者の尿や血液、剖検で得られた臓器（特に腎臓・肝臓）にも高濃度のCdが含まれていることを見出した。これらの事実から「イ病はCdの慢性中毒ではないか」との考えが生じたのである。

　更にCd汚染が疑われた地域住民の健康調査から、当該地域住民にはCd非汚染地域住民に比し低分子量蛋白尿の発現頻度が著しく高いこと、この様な例には糖尿やアミノ酸尿も高率に見られる事などから、Cd汚染地域には近位尿細管機能異常/障害が多発していると考えられた。またCd汚染地域にはCd以外に腎近位尿細管を障害するような物質の汚染が無いことも判明した。これらの事実から「イ病はCdの慢性中毒」との考えが強くなったのである。

4）動物実験から得られたもの

　前記の疑問を解決するために昭和20年代後半から現在まで各種動物実験が精力的に行なわれた。実験の殆どはCdCl₂の各種濃度の水溶液を血管内或いは腹腔内に投与するものであった。これら実験の共通した成績は腎臓の障害である。機能的には低分子量蛋白尿や糖尿、アミノ酸尿の出現であり、器質的には近位尿細管上皮細胞の膨化や変性・凝固、更には壊死・脱落であった。即ちCdは単独で腎障害＝腎近位尿細管障害を惹起したのである。また腎組織のCd濃度測定から、腎の病変が明らかになるCd濃度(critical concentration)は200ppmであるとした海外の報告も紹介された。

　動物実験でCdは単独で特異的腎障害（近位尿細管機能異常/障害）を惹き起こすことが出来る、とした成績は、極めて重要な所見だったのである。

5）カドミウムの骨に対する影響

　昭和30年代のイ病に対する研究開始当初より「Cdは単独で骨軟化症を起し得るか」という命題は主要研究テーマであった。この問題の検討は動物実験を主な手段として行われた。そして現在までの報告ではCd単独投与では腎障害は生ずるが骨には殆ど変化がなく骨軟化症は生じなかった、という結果である。一部にCd投与で腎障害が先行し、続いて骨障害＝骨軟化症が生じた（類骨増加が認められた）との報告もあるが、腎臓に較べれば骨のCd量は僅かであること、動物実験でCdを相当量投与しても骨に変化は見られないことなどの成績から、Cdが直接骨を傷害するという考えには合意が得られていない。Cd単独では骨障害/骨軟化症は生じない、とするのが現在の大方の考えである。

6）イ病は"腎性骨軟化症"か

　イ病患者の体内には「骨軟化症」と「腎近位尿細管機能異常/障害」の

二つの病態が存在している事は疑いない。問題はこの二つに関係が有るか無いかである。ヒトの場合、同一個体内に全く違う病気が二つあることは稀であり、多くの場合一見違うように見える病態でも何処かで繋がっている事が多い。この点から見れば、イ病患者に見られる骨軟化症と腎障害は"関係あり"と考えるのが普通であろう。厚生省見解はこの両者に因果関係ありと認め「先ず腎障害が先行し、生じた腎障害により骨軟化症は発症」したと述べているのである。しかし現在まで「腎臓から骨へ」の道筋を裏付ける事実は得られておらず、この問題は現在も未解決のまま残されており、答えは得られていない。「イ病は成人型ファンコニ症候群＝腎性骨軟化症」という証明は為されていないのである。

　これらの所見を総合して見れば「イ病はCd単独で惹起できる」ので「厚生省見解」は正しく、イ病Cd(単独)原因説は妥当なものである、との結論に辿り着こう。

　今迄の研究成績から見れば、イ病患者に見られる腎障害はCdによる腎の変化と同じであり、腎障害はCd由来と云って誤りはない。しかしもう一つの病態である骨軟化症はCd単独では説明出来ないのである。

２．イ病に関する現在までの理解/栄養障害（V.D.摂取不足）説

　イ病はCdで起こるとする説の対極にあるのがこの説であるが、現在は殆ど話題にならなくなっている。しかしその論拠には傾聴すべき点も多い。この様な考えを提示したのは金沢大学医学部内科・武内教授(当時)である。

１）疫学的考察と臨床所見から
　武内教授はイ病と類似/同等の骨変化＝くる病/骨軟化症は富山県では明治時代から全県的に見られていること、患者分布は神通川流域だけでな

くCd汚染のない他の河川流域や川のない山間部にも見られたこと、腎の病変と骨病変の関係がCd単独では説明出来ないこと、イ病の骨軟化症もV.D.の大量投与で軽快すること、富山県全域の生活環境改善が推進された昭和35(1960)年以後はイ病患者の発生(特に集団発生)が見られないことなどから、摂取栄養素の不足、中でもV.D.の摂取不足が原因ではないか、と推定した。そしてイ病患者に特有の腎臓の変化も治療や予防に使用された大量のV.D.により誘発された高Ca血症(続発性高Ca血症)によるものか、V.D.そのものの影響(中毒症状)であろう、と考えたのである。

2) 動物実験の成績から

　動物にCdを投与した実験成績では、Cdの単独投与では(Cdの)投与経路はどうであれ腎障害は生じても骨障害・骨軟化症は生じない。それではCdが負荷される側の栄養条件が変化したらどうなるか。そのために行われたのが第三次サル実験である。その結果は食事(餌)にCa、Pが十分あり、V.D.の必要量が餌に含まれていれば、この餌にCdを加えても(動物に)骨軟化症は起こらない。栄養条件が完備していればCdがあっても骨軟化症は起こらない、という結果である。又サルを低栄養＋D欠状態で飼育するとCdが有っても無くても骨軟化症が発症する。この実験成績から見れば骨軟化症発症の鍵はV.D.が握っており、Cdは関係ないのである。

　前述の考察を考慮すれば、イ病患者の骨軟化症はV.D.摂取不足が原因、とする説明は十分な説得力がある。イ病は「厚生省見解」の云う成人型ファンコニ症候群と考えるよりもV.D.欠乏の結果発症した骨軟化症である、とするのが合理的な説明ではないのか。V.D.摂取不足説は無碍に却下出来ないのである。

Ⅱ　イ病カドミウム単独原因説とビタミン.D.摂取不足説に残された問題

　イ病原因説で浮上したCdが原因かV.D.欠乏が原因かの論議に対しては、両論共に未解決の問題を抱えていることを忘れてはなるまい。その一つがイ病の発生・進行は「腎臓が先か骨が先か」という問題である。

＜腎臓が先か骨が先か＞
　イ病の病態の発生・進展は「腎臓から骨へ」の病態の波及なのか、「腎臓と骨は別々の成因」により生じた病態なのか。この問題の検討は腎と骨との病態の経時的変化を並列しての比較検討が必要である。骨軟化症の臨床症状・徴候としては著明な骨痛や骨格の変形、骨X-線写真での骨改変層の存在、病理組織学的検索での類骨の増加など特徴的な所見の存在が知られている。一方イ病の腎臓は近位尿細管上皮細胞の変性・萎縮、壊死と脱落、更に一部上皮の再生像が見られる、周囲間質への細胞浸潤と線維化の存在、時に甲状腺様構造を示すなど特徴的な変化が認められる。これらは時系列的にはどの様な関係なのか。

　昭和20年代に数少ないイ病患者の剖検を行っていた金沢大学医学部病理の梶川教授(当時)は腎と骨の病変の相互関係について「腎臓に変化はあるが骨の病変に見合うほど重篤な変化ではない」として両者の直接的関係に疑問を呈していた。この時期には骨軟化症は活動性で骨の変化もレントゲン写真上に骨改変層の確認、骨・骨格の変形、病理組織学的にも類骨の増加などが著明であった、と云う。腎にはイ病独特の変化はあるもののその程度は軽く、両者の間に程度の差がある(大きな)、としている。

　昭和40年代後半～50年代になってイ病患者の剖検例も増加したが、この時代に骨の変化は殆どない。少なくとも活動性骨軟化症は存在せず、以前に骨軟化症と診断された例でもX-線検査で骨改変層は消失、骨組織でも増加していた類骨が減少・正常化していて「骨軟化症は治癒している」との判定された例もあったのである。これに対し腎は病理組織学的に「Cd

腎症」の所見が一層顕著になり、臨床的には近位尿細管機能異常/障害が一段と明確になっているのである。昭和40～50年代には尿細管機能に関する臨床検査法が昭和20～30年代とは異なって格段に進歩しており、尿細管機能は細部まで判るようになっていた。障害程度の比較は可能だったのである。

更にイ病患者やCd汚染地域住民の経年的腎機能の追跡で、腎機能異常発見後の10年、20年に及ぶ追跡調査成績が明らかにされつつあり、これらを解析した結果では腎障害(所見)は確実に進行・悪化している、と判断されている。骨と腎の変化を比較すると腎障害は確実に進行・悪化している(例が多い)のに対し、骨の変化は改善・治癒の方向に向かっている、両者の動きは paradoxical なのである。又この時期にイ病・骨軟化症の発生/特に神通川流域で見られた様な集団発生は公式には報告されていない。この現象は厚生省見解の云う「腎から骨へ」の主張に反するものであろう。腎と骨の病変進行の間には、両者間の直接的関係は認められないのである。

> 事実1

長崎県対馬厳原町(当時)には対州鉱山がありZnを産出していたが、副産物としてCdも採れており、これらを含んだ鉱山廃水が傍を流れる佐須川を汚染していた。佐須川は全長が短く鉱山から直ぐに海へ達している。従って高濃度のCdを含んだ鉱山廃水が佐須川及びその流域をを汚染していた、と云って良い状態であった。従って汚染の程度も著しく、佐須川流域のCd汚染程度は神通川よりもひどい、と云われた位なのである。

平成50(1975)年までに佐須川流域住民の健康診断で20名の要観察者(イ病疑)が見出されている。この方々は通常の診察では特に変わった所は見出せず、骨のレントゲン写真検査でも骨改変層などの異常は認められず"正常骨"と診断されていた。だが尿には大量のβ_2-mが排泄されており、他にも所見が有って、対馬厳原町佐須川流域の住民にはCdによる(と思わ

れる）著明な腎障害＝明らかな近位尿細管症候群＝の存在が認められたのである。著明な腎障害が存在するにも拘らず骨軟化症はない、という状態が此処には存在した。これは「厚生省見解」の云う「腎臓から骨へ」に反する結果であろう。

事実２

　動物にCdを負荷した実験では何れも腎の組織学的検索でCdによる近位尿細管障害の像を示したが、骨には殆ど変化がないか、あっても骨の脱灰所見のみで、骨石灰化障害（骨軟化症）の所見はない。

　この問題を詳細に検討したのは「第三次サル実験」であるが、Cdを30ppm連続投与すれば他の条件が如何であっても腎障害の所見（臨床的・組織学的）が認められる。そしてこの段階で骨には認むべき変化はない。また一部のサルでは骨に類骨増加（軽度）が見られた後で腎障害／尿糖出現、β_2-mの排泄増加などが確認されている。この変化は腎障害が判然とする前に骨に変化が現れた事を示しており、これも「腎から骨へ」の主張に反するものであろう。もっともこれらの変化は実験にかかわったサル全例に見られた訳ではない。この様な異常を示したサルは１、２例なのでサル個体の（未知の）条件にも依るのであろうが、これらの例では一度出現したβ_2-mの尿中排泄増加も経過観察中に消失しているので、骨変化に腎障害が先行したという証拠はないのである。この所見も「腎から骨へ」の見解と対立するものであろう。

　見解の云う「腎臓から骨へ」が存在するとすれば、臨床的にも実験的にも先ず腎臓障害が見られ、次いで骨障害が現れる筈である。しかし臨床ではこの現象は確認されていない。例えばアミノ配糖体系抗菌薬は特異的に近位尿細管障害を惹起するが、臨床で見る限り腎障害の後に骨障害が続発した、という事実は確認されていない。実験的にも同様の所見であり、各種腎毒性物質負荷で近位尿細管障害を作成しても骨軟化症が続発したとい

う報告はない。今までの研究結果は見解に否定的なのである。しかし「Cd単独負荷で腎障害と骨軟化症が発生した」との報告もあることから、この問題は更なる検討が必要であろう。

III イ病の成因に関する第三の説（私見）

イ病患者には臨床的に近位尿細管症候群を呈する腎障害と「イタイ、イタイ」を主症状とする骨軟化症が併存していることは疑いない。問題は両者が一つの因子で説明可能か、時系列的に「腎臓から骨へ」が成立しているか、と云うことである。

1．カドミウム（単独）原因説でイ病の説明は可能か

Cdはイ病の第一義的（原因）因子として最も可能性が高い、と考えられていた。多くの臨床研究・動物実験がCdは単独でも腎近位尿細管を中心に特異的な病変＝「Cd腎症」と呼ばれる病変＝を惹起することを証明している。そしてこの病変（腎障害）は臨床的には近位尿細管症候群を呈するのである。Cd汚染地域住民で低分子量蛋白尿（β_2-mの排泄増加）を示す人達が多いこともこれで説明出来るので、イ病患者に見られる腎障害はCdによるもの、として誤りはない。「厚生省見解」で云う「カドミウムは（先ず）腎臓を傷害し…」は証明された、と云って良いであろう。

だがCdが単独で骨軟化症を起すという証明は為されていないし、Cdで起きた腎障害が骨軟化症を来たす、ということも証明されていない。見解の云う「イ病はCd腎障害が骨軟化症を来たした成人型ファンコニ症候群である」ということは証明されていない（存在もしない？）と云って良いのである。

このような事実から、イ病患者に並存する二つの病態—腎近位尿細管障害と骨軟化症—をCdの慢性中毒で一元的に説明することは出来ないので

ある。

2. イ病は栄養障害（V.D.摂取不足）で説明出来るか

「イ病はV.D.摂取不足に由来する」との説は、現在は殆ど無視されているが検討に値する説である。通常、骨軟化症の原因はV.D.不足である、とされている。更にV.D.の代謝経路が解明されたため、以前は説明困難であった日照不足によるくる病の発生や、V.D.抵抗性くる病の一部が説明出来るようになった事も有力な傍証であろう。前者はV.D.活性化の最初の段階の障害（日照・紫外線照射不足）であり、後者はV.D.の生体内貯蔵（量）の枯渇である。富山県では古くからイ病類似疾患（くる病/骨軟化症）が神通川以外の河川流域や川のない山間部にも存在していた事が知られていた。この事実の説明に前述の「D欠」由来という考えは重要であるが、これでイ病が神通川流域に多発していた事実を説明することは出来ないのである。

傍証1

骨軟化症の治療はV.D.の大量投与である。イ病もV.D.の大量投与が有効なことが昭和31(1956)年の研究報告書に記載されている。昭和30年代にわが国で使用されたV.D.製剤（チョコラD）は活性型V.D.ではない。従ってこれらのD製剤が奏功したことは腎におけるV.D.の活性化が健在な事を示唆していると云えよう。「活性型V.D.製剤が奏功するから腎のV.D.活性化が傷害されている」とするのは当らないのである。

傍証2

今迄の研究でV.D.欠乏が腎障害と来たす、という報告はないし、Cd腎症のような組織所見の報告もない。実験でもD欠状態で飼育し骨軟化症を発症したサルにも腎臓に認むべき障害は無かった（Cd腎症に見る様な組織

変化はない)。D欠状態では腎障害は生じないのである。

イ病患者に使用された大量のV.Dが高Ca血症を引き起こし、そのための異所性石灰化が腎に生じて障害が起きる。これがCd腎症である、との説明があるが、起きている病変はCd腎症とは全く異なっている。V.D.過剰で生じた高Ca血症でもイ病に見られるような腎障害は起きていない。

> **エピソード**

当時、神通川流域ではイ病の予防としてV.D.製剤の投与が行われており、そのために「チョコラD友の会」があった、との話がある。この際使用された過剰なV.D.が腎障害をおこした、との話もあった。しかし現地調査を行った研究者の報告ではV.D.は無差別に服用された訳ではなく、希望者に与えられていたのだと云う。女性について云えばV.D.(チョコラD)を飲んだ女性も飲まなかった女性も同様に腎障害を示す尿所見が認められていた。男性は(殆どが)チョコラD.を飲まなかったが、(女性と同様な)尿に異常所見がありイ病の症状を示す例もあった、という。これらを総合すればV.D.の過剰使用で(イ病に見られるような)腎障害は生じていない、と云っても良い。もしV.D.過剰使用で高Ca血症が生じ、異所性石灰化が生じたとしても、Cd腎症で見られる様な臨床症状や腎組織所見は示さない、と云える結果でもある。イ病にも見られる腎障害の発現/発症にV.D.の不足や過剰は影響しないのである。

3. イ病の原因を考える─第三の道

イ病患者には近位尿細管症候群を呈するような腎障害と骨軟化症(骨粗鬆症を伴う)が併存していることは疑いない。それではCd中毒やV.D.欠乏でこの状態を一元的に説明することが出来るのか。

1) イ病の成因に関する考え方の現況

　Cdはイ病患者の「尿細管症」といわれる腎障害を単独でも惹起することは間違いないがCd単独では骨軟化症を起し得ないし、現時点では「腎から骨へ」の道筋も証明出来ていない。

　V.D.欠乏はイ病患者に見られる骨軟化症の発生を明快に説明する。しかしイ病患者に見られる尿細管症、いわゆる「Cd腎症」のような腎障害をV.D.欠乏状態は間違っても起し得ない。

　即ちイ病患者の病態はCd(単独の)慢性中毒でも、V.D.欠乏状態でも(一元的に)説明出来ないのである。

　それではイ病の原因をどのように考えるか。両者が(たまたま)並存した、と考えたらどうであろうか。先ずCdにより腎障害が存在し、これに栄養不足/V.D.欠乏が加わって骨軟化症が発症した(または逆のプロセス)、それで同一個人に腎障害と骨軟化症が併存した、と(著者は)考えるのである。

補足1

　明治時代(1880年代)に当時の海軍軍医総監高木兼寛が海軍軍人に麦飯を食べさせて当時海軍の大問題であった脚気を消滅させたことはビタミン研究史上の金字塔である。彼は麦を食べ(させ)ることで欠乏した栄養素(現在のV.B_1)を補給して脚気を撲滅したのである。摂取栄養素不足が疾病の原因になることは古くより知られており、船乗りに見られる壊血病が新鮮な野菜・果物の摂取(V.C補給)により予防出来る事は18世紀(1770年代)に見出され、安全に長期航海を行うことに大きな貢献をしたことも良く知られている。

補足2

　Cdによる腎障害(近位尿細管機能異常/障害)の詳細は今回のイ病の研究で初めて明らかになったのであり、以前は蛋白尿や糖尿が認められてい

たに過ぎない。Cd汚染地域における腎障害の解析が為される様になったのは、尿中β_2-mの測定が確実に出来るようになった昭和45(1970)年以降である。それでも神通川流域にイ病(骨軟化症＋近位尿細管機能異常/障害)が多発した理由は解明出来ていないのである。

> **補足3**

　神通川のCd汚染は昭和10年頃が最も激しかったとされ、神通川流域のCd汚染はこの時期が最高であったろうと云われている。当然、それ以前にもCdの環境汚染は存在していた筈であるから、神通川流域の住民は以前からCdによる腎障害を発症していた、と云って良いであろう。この時期にくる病や骨軟化症が神通川流域にのみ多発していた、という記録はない。大正年代でも神通川流域にくる病などの疾患は存在していたが、同時に神通川とは無関係な常願寺川流域や川のない山間部の氷見地方などでもくる病や骨軟化症の患者が多く認められている。そして何故イ病(骨軟化症＋腎障害/近位尿細管障害)が神通川流域に多発したのかは今も明確には説明されていないのである。

2) イ病発症/重症化における社会情勢の影響

　イ病が多発した昭和20(1945〜)年代は昭和10(1935〜)年代末期の大東亜戦争から昭和20(1945)年の敗戦、その後に続く戦後の混乱期に当たり、我国では食料不足が深刻であった。日本国民は総て"餓えて"いたのである。従って国民は先ず主食のコメを確保することが先決であった。一千万人餓死説がささやかれており、昭和21(1946)年5月には「コメよこせデモ」が発生しているのである。それ故に副食物は二の次であった。先ず「腹一杯食べる」事が優先したのである。この傾向は昭和30(1955〜)年代前半まで続いていた。富山県が実施した昭和30〜32(1955〜1957)年に及ぶイ病患者発生地域の栄養調査でも摂取食物量の約半分は含水炭素＝主としてコメ＝が占めており、蛋白質は不足だがマアマアの量。脂肪は不足(調査

対象は16g/日、全国平均は21.1g/日、基準は30g/日)、脂溶性ビタミンのＡも不足(イ病患者家庭では2,112IU/日、全国平均で2,814IU/日、基準は3,700IU/日)。乳製品の摂取は調査対象地区では0。V.D.の測定は為されていないが、脂肪、V.A.の摂取量から見れば脂溶性のV.D.のみが十分摂取されていたとは考え難い。矢張り足りなかったのではないだろうか。

補足4

　V.D.は魚類に多く含まれており、日本人は魚を良く食べるのでV.D.摂取に遺漏は無い筈であった。事実、昭和30(1955)年の栄養調査では対象地域(イ病地域・熊野地区)住民の魚の摂取量は全国平均とほぼ一緒(68g/日前後)であり、栄養指導後は著明に増加(104g/日)している。現在の調査成績であるが、食品中のV.D.含有量ベスト10はすべて魚またはその関係食品である。トップは「アンコウのきも」で100g(水分40%)当りのV.D.含有量は110μg、10位の塩鮭でも22μgある。日常よく食べられる「いわしの丸干し」が50μg、「干ししいたけ」は17μg。成人の一日V.D.必要量は"5μg"とされているので、戦後混乱期の食生活でもこれ位の魚は何とか食べられたのではないか、との意見も無視出来まい。だが昭和35(1960)年以降に発表された栄養調査成績は住民の食生活が著しく改善したことを物語っている。イ病患者家庭でもカロリー蛋白(動物性蛋白)、Ca、Fe、V.A.の摂取量は全国平均を上回るようになっていた。だが研究班が良質の蛋白、脂肪、V.A.、V.D.摂取に努めるように勧告していることは、これらの摂取が未だ不足と判断した故なのであろう。

　栄養指導が全県的に行われた後の富山県ではくる病や骨軟化症の発生が全県的に減少した。武内教授は「イ病は昭和35年以後には発生していない」と記述しておられる位である。これらの結果から見ればV.D.の摂取不足が解消された結果、くる病や骨軟化症が激減した、との説明は納得出来よう。

補足5

　Cdによる腎障害が機能的には近位尿細管機能異常/障害であり、器質的には腎の近位尿細管及び付近の間質に特徴ある形態的変化を示す「Cd腎症」とされたのは昭和40年代も後半である。この頃には日本全国で7ヵ所が国(環境庁・当時)からCd汚染地域と指定されていた。石川県の梯川流域、長崎県対馬厳原町の佐須川流域、秋田県の小坂町などは良く知られた地域である。ここでの健康診断の結果から、この地域住民は対照(Cd非汚染)地域に比し低分子量蛋白尿(具体的には$β_2$-mの尿中排泄増加)を示す住民が多いこと、中には明らかな近位尿細管症候群を示す例もあること、後日、剖検により腎臓にCd腎症に一致する病変が認められたことなどから、Cd汚染地域住民に見られる腎障害はCd由来と考えて良い、との意見が強くなった。但しこれらの地域に神通川流域で見られたような重症骨軟化症の多発という現象は見られなかった。Cd汚染地域では骨軟化症が見られなくても腎障害(近位尿細管機能異常/障害)は多発していたのである。一方、くる病や骨軟化症が多発していた富山県氷見地方などの住民に腎障害(当時は尿蛋白、尿糖の証明位である)が多発していた、との報告はない。

3) 調査成績に及ぼす社会状況の影響

イ) 栄養・生活調査について

　富山県の栄養(食品)調査は「陰膳方式」で行われた。これは調査対象となった住民・家族が食べる食事と同じものを別に用意して貰い、それを調査・分析するのである。陰膳を提供した家族は同じ食事を「全部食べる」というのが調査の前提条件であった。調査員の聞取り調査では「み〜んな食べた」事になっているが、後日「おかあちゃんは食べなかった」という話が漏れて来たという(記録はない)。戦中・戦後の我国では「食べ物は一家の働き手(主人)と子供が優先。母親が"自分食べ物を子供に分けてやる"こと」は珍しくはなかった。古い日本の美徳である。当時は世間もこの風

習を当然の事と受け止めていた。従って陰膳で提供された食物の摂取量は人によって違っていた可能性がある。それによって摂取した栄養素の量も変化したであろうが、今となっては確認の仕様が無い。

　この問題はイ病・Cd原因説が発表された当時からあったようで、萩野氏が学会でイ病・Cd原因説／鉱毒説を発表した際に同様の趣旨の質問があったそうである。しかし萩野氏が事実関係を提示して反論し、（質問者に）質問の趣旨の事実関係の提示を求めたところ、質問者は答えられなかった、と言う。実態調査を行っていなかったのであろう。ためにする質問だったようである。この様な話は折に触れてなされたであろう事は想像に難くない。事実の裏付けのない伝聞などは取り上げるべきでは無いのかも知れない。

　ロ）生活環境の影響

　昭和30年代前半の調査では神通川の川水に含まれるCd量はいわゆる「正常範囲内」で、当時の神通川がCdで"ひどく"汚染されていたという証拠は無い。一方、神通川のCd汚染は昭和10（1935）年頃が最高で、調査時には汚染は止んでいたが流域の土地／土壌の汚染は残っていた、と云う意見がある。神通川流域で「Cd汚染あり」とされた地域には度重なる神通川の氾濫があったことが判っている。神通川は汚染地域で頻回に氾濫するためにCd汚染が高度且つ持続した、と云うのである。神通川はこの地区の手前から川床が上がって所謂「天井川」になっている。そのために川の水嵩が増えると容易に川水が溢れ出し、川から見て低地になるCd汚染地域（熊野地区など）へ流れ込む。氾濫した水は長時間滞留して、この間に上流より運ばれたCdを含んだ泥土が沈殿・堆積する。結果として土壌にCdが残留して汚染が永続きする、との説明である。汚染地域周辺の環境を見れば、現在の川水にCd汚染がなくても流域のCd汚染は続いていた、との説明には説得力がある。昭和30年代前半の調査時で土壌内のCd濃度が異常に高かったのは当然、と云って良いのではないか。

ハ)生活習慣の影響

　何故富山にくる病や骨軟化症が多発したのか、との問に宗教の関与を示唆する意見がある。例えば本病が「氷見ノ奇病」と呼ばれた富山県氷見地方は熱烈な真宗の信者が多かったという。明治40(1907)年に緒方正清氏は発表論文で「・・・疾患ノ如キハ之ヲ仏者ノ所謂因果ト悟道シテ敢テ治療ノ方法ヲ講ゼザルト・・・」と述べており、疾病の初期対応が為されないことが疾病の顕在化や多発化につながった、との見解を述べている。疾患の理解も偏ったものになっており、くる病・骨軟化症を一種の業病・天刑病と考え「・・・勤メテコレヲ隠蔽スルノ弊アル等・・・」との記載もある位。これが治療を更に遅らせて"難病化"を促進したと述べている。また昭和35(1960)年に発表された中川昭信氏の論文には、神通川流域には戦後しばらくは前述のような考え方が残っていた、との記述もある。武内教授は「これら(社会現象)も神通川流域のイ病発生と無関係ではないであろう」としているが、一考に値しよう。

ニ)日常生活において

　くる病や骨軟化症では発症の誘因に、以前から日照不足が指摘されていた。V.D.の活性化は先ずDの前駆物質が皮下に移動して紫外線照射を受けることがスタートであり、ここが阻害されればV.D.の活性化は起こらずに生体には「D欠状態」が生ずる。日照不足はV.D.前駆物質(Pro D)を十分に摂取していても、(生体内)活性型V.D.減少の原因になり得るのである。

　神通川流域のイ病患者は発症すると前記のような考えから家に閉じ籠り、北向きの納戸で臥床していた、と云われている。当時の家々は周囲に(厚い)杉の木立の防風林を廻らせていた。通常、防風林は南を開けて北を閉じるのが一般的である。しかし富山地方には南側に木を植えて防風林とする風習があった。富山地方では夏でも冬でも南西風が卓越しているので、この風を防ぐために防風林は南が重視されたのであろう。更に(この地方では)冬季は曇り日が多く晴れる日は少ない。「どうせお日様が出ない

なら南側に木を植えて風を防ごう」と云う考えが(住民には)有ったようである。結果として最も日当たりのよい南側は杉の防風林で日照が遮られ、日光は家の中まで届かなかった。屋内での日光浴は望むべくもなかったのである。防風林は北側にもあった。初めから日当たりの悪い北側にはこの為に日照は遮られて日光が家内まで到達することは期待出来ず、北側の納戸に臥床した病人は(屋内では)殆ど日光に当ることは出来無かったであろうことは容易に推測できる。これでは日照不足による「Ｄ欠」状態の改善は期待できまい。

筆者は越後平野の外れ、山側の農家に生まれた。生家にも杉の防風林はあったが北側に厚く南側は開けていた。それでも冬は屋内で日の光を浴びた、という記憶は殆どなく、北側の納戸は一年中暗かった、との記憶が残っている。子供時代はこの様な環境下での生活であった。これが昭和10年代の裏日本(日本海側)の一般的な生活環境だったのである。第二次大戦(大東亜戦争)の前後に、生家より山間部へ入った部落の生活者から「子供がくる病になった」との話を時に聞いた記憶が僅かながら残っている。

このような話に対して「それは実態を知らない意見である。現在の農村の状況を見ればその意見が間違っていることは直ぐ判る」との批判がある。

イ病が発生した神通川流域は砺波平野の中にあり日照に恵まれた地域。日当りは良好であり、冬でも日照は十分にあったであろう(日照不足は考えられない?)。昭和50年代末の12月に筆者が神通川流域を見た時は、平野に散在する農家は周囲に僅かな防風林を廻らして暖かな冬日を浴びていた。確かに日照不足は起こりえない環境である。しかし明治時代の写真を見ると家周囲の防風林は厚く、杉林の陰になる家は日光を遮られている。筆者の経験からしてこの環境下での屋内の生活者、特に北側の納戸に臥床している病人に日光が届いていたとは思われない。砺波平野の中でも日照不足は起こりえた、と云えるのではないか。現代の状況を見て「住民に日照不足が起こる筈がない」と云うのは誤りである。当時に状況はどんなだ

ったかを十分に認識した上で考えを廻らすべきであろう。

4）前記の状況から考えられる事

今迄はイ病の原因／成因を考える場合、「原因は一つ」と云う考え方をする人が多かった。Cd単独原因説にしろV.D.摂取不足説にしろ「これ一つでイ病の総てが説明出来る」との考えに基いている（固執していた）、といって良い。特に昭和43（1069）年の厚生省見解発表以来、一般社会にもこの傾向が広まっていった。しかし現在もイ病は一つの原因では総てを説明出来ないのである。

通常、一つの現象が単一の成因／原因で説明出来ない時は複数の因子が関与している、と考えるのが自然である。イ病ではこの様な考えは殆どなかった。「イ病の原因は一つ」との考えが牢固として存在していたのである。そのためか昭和42（1967）年に発表／公刊された報告書に記載されていた「イ病多因子説」は一顧もされずに闇の中へ消え去った。以後、この様な（学）説が公式に表明されたことはないし、研究者間の討議でも表面化していない。現在も「イ病一元説」が研究の主流なのである。Cdが生体、特に腎臓に特化して障害を及ぼすことは判明したが、腎性骨軟化症の発症をCd単独では説明し得ないのである。

Ⅳ 「イ病の原因は複数」と云う考え

現在まで、昭和30（1955）年から57年、厚生省見解発表の昭和43（1968）年からでも44年の歳月が流れている。この間、イ病に関わる研究者は無為に過ごしていたわけではなく鋭意研究を推進して来たのである。それにも拘らずイ病の原因は一つであるとは（現在まで）特定出来なかった。そうならばこの辺で発想を転換しても良いのではないか。一つの考えのみに拘る事は無いであろう。

1) イ病の本質

イ病とは同一個体内に腎障害(近位尿細管機能異常/障害)と骨軟化症が同時に存在している状態、と現在の研究成績からは理解出来る。この二つの病態の原因はそれぞれ別個である(異なっている)とすれば、イ病の病態説明は容易なのである。

腎障害と骨障害を繋ぐミッシング リングはイ病の研究開始後60年近く経過した今も未だ発見されていないし、両者を繋ぐ鎖が存在するか否かも定かではない(存在しないと考える研究者も少なくない)。(筆者の)イ病二元説はこのような状況を踏まえて導き出した説なのである。

2) "イ病の原因はカドミウム"でイ病関連の事象は総て説明出来るか

神通川のCd汚染は昔より続いていたのであるから、Cd腎障害は少なくとも昭和10年代には生じていた筈であるが、それを証明する手段は(今迄に)なかった。従ってこの時期にCd由来の腎障害が神通川流域の住民に存在していた、との記録はない。しかし神岡鉱山がCdの汚染源だとすれば、神通川のCd汚染は明治時代までは遡れる(少なくとも)。今までに判明したことから考えて、大正〜昭和の初期には神通川流域のCd汚染は相当程度存在したであろう事は推察に難くない。当然、神通川流域/現在のCd汚染地域の住民にCdによる腎障害は存在した、との考えは出て来よう。この時代にはこの考えを証明する手段が無かった。当時は今の様な(近位)尿細管機能を検索する手段はなかったのである。それ故に住民の持つ腎障害が発見されなかった、と考えるのが妥当であろう。しかしCdによる腎障害だけでは「イタイ、イタイ」の自覚症状(骨軟化症に特有な骨痛)は現れない。Cdによる腎障害は(現行の)精密検査を行わなければ判明しないのである。動物実験でもCd負荷だけでは腎障害は作れても骨軟化症は作成し得ないし、「腎から骨へ」の道筋も証明出来ていない。イ病は「同一個体に同時にCd由来の腎障害と(原因未確定の)骨軟化症が存在した病態」と理解すれば、イ病関連事象の総てを"Cdの慢性中毒"で説明するこ

とは出来ないのである。

3）イ病の発症にビタミンD欠乏は関与したのか

　イ病が多発したのは昭和20年代である。この頃は敗戦後ということもあってわが国の食糧事情は最悪であった。食事は主食（コメ）に偏っており、副食は二の次で、栄養素のバランスが崩れていたことは否めない。結果としてV.D.摂取不足が生じたとしても止むを得まい。戦後、富山県全県にくる病・骨軟化症が多発したのはこのような社会情勢が影響したと考えられるのではないか。栄養指導により食糧事情が好転した昭和35（1960）年以後はくる病・骨軟化症は姿を消した。この経過を見ればイ病発症に食品/食事の関与があったことは疑いない。何らかの栄養素の欠乏があった（であろう）と考えるのは自然である。

　イ病は骨軟化症が主、との認識は昭和30年代初期からイ病研究者間に存在した。骨軟化症の原因としてV.D.欠乏が考えられたことは当然であろう。この考え方が「イ病栄養障害（特にV.D.摂取不足）説」を導き出したであろうことは想像に難くない。骨軟化症の発症にV.D.欠乏が関係したであろうことは推察できるが、イ病患者に見られる（Cd）腎障害の発症は説明出来ない。V.D.欠乏でイ病（腎障害＋骨軟化症）が発症した、との証明は出来なかったのである。

4）「イ病は複数の原因」説

　昭和40年代になってから、研究の進捗により骨軟化症の背後に潜んでいたCd腎障害が前面に出て来た。そして「腎性骨軟化症」と云う概念が提出され、そのモデルとして小児のファンコニ症候群が検討対象になった。この状態が成人に起きたのがイ病であるとして「イ病は成人型ファンコニ症候群」と規定したのが昭和43（1968）年の厚生省見解なのである。しかし厚生省見解は未だ全面的に認められてはいない。Cd腎障害から骨軟化症へと云う道筋が証明/確認されていないからである。

イ病がV.D.摂取不足である、との考えからすれば、わが国が戦争に負けず食糧事情の悪化がなければ骨軟化症の多発はなく、神通川流域でもイ病の多発はなかった、との想定は可能なのではないか。しかしV.D.欠乏のみではイ病患者に見られる腎臓の病変を説明出来ないことも事実なのである。

　イ病患者には近位尿細管機能異常／障害と云う腎障害と骨軟化症、この両病態が同一個体内に同時に存在している事は疑いないのである。そして腎障害はCd由来、骨軟化症はV.D.欠乏が原因、と考えれば、イ病の原因は何かという説明は容易なのである。この二つの病因が同時期に同時に存在したのは不幸な偶然ではあったが、これが現実である。イ病の原因は複数、と考えるのは無謀なのではない。単一原因で説明不能ならば原因は複数、と考えるのは自然ではないだろうか。この様な考えは"安易な逃げ道でこじ付け"である、との批判もあるだろうが、出口の判らない迷路に入って苦しむよりも、判り易く説明出来るように考える方が余程スッキリしている、と思うが如何であろうか。その意味でも「イ病複数原因」説は検討に値する、と思うのだが。

第9章
イ病・Cd汚染地域住民の予後の問題

　Cdの人体影響で一番問題となるのが生命に関する予後の問題である。従来の報告の多くのものは「予後は良くない（悪い）」としていた。生命予後は短縮する、とした報告も多く、特に尿中へβ_2-mの排泄増加がある例ではこの傾向が顕著である、としているものも多い。

　この問題に関する検討は平成(1990〜)年代に入ってから本格的に始められた。そして今は患者の死因となった疾患(死因の原疾患)にまで調査が及んでいる。このような研究は完結したとは云い難いが、それでも或程度の成果は得られている。それについて考えてみたい。

1. 粗死亡率と標準化死亡比（SMR）

1）粗死亡率について

　死亡率は1年間の死亡者数をその年の人口で割った値を云う。通常には人口1,000に対する数値で表示されている。わが国では国勢調査の行われる10月1日の人口が用いられる。これによって算出された死亡率を粗死亡率と云う。死因別に調査すれば、調査した集団内の死因別に見た(死亡)順位や粗死亡率の比較などは出来るが、他の団体・組織との比較はこのままでは出来ない。何故ならば集団を構成する群の年齢による影響が排除出来ないからである。死亡者数は年齢層により異なる。高齢者の死亡は多いし

死亡率は高い。これに反して若年層では死亡者は少ないし死亡率は低い。従って年齢層別の構成が似通っている集団でなくては比較が出来ないのである。

2）標準化死亡比（SMR）

死亡率は通常年齢によって大きな違いがある。従って異なる年齢構成を持つ集団（地域別住民など）、条件の異なる集団をそのまま比較することは意味が無い（出来ない）。比較出来るようにするには標準的な年齢構成に合わせた集団に作り変えて年齢階級別の死亡率を算出して比較する必要がある。

標準化死亡比（SMR）は基準死亡率（人口10万当りの死亡数）を（調査）対象地域に当て嵌めた場合の計算で求められる期待される死亡数と、実際に観察された死亡数の比較である。わが国では（全国の）SMRの平均は100、としており、得られたSMRが100以上ならばわが国の平均より死亡率が多い、逆ならば少ないと判断出来る、としているのである。Cd汚染地域と非汚染地域の死亡状況を比較検討するためにはこの方法が必要なのである。

2．Cd汚染地域住民のSMR

研究班の仕事で平成23・24年度に神通川流域のCd汚染地域住民とCd非汚染地域（対照）住民のSMRを比較した成績が報告されている。研究は途中だがその一部を紹介する。調査対象者の原死因検討は死亡診断書の閲覧によっている。そして疾患分類はWHOの定めたICD-9およびICD-10に準拠した、としている。原死因の中ではイ病関連疾病として腎疾患について重要視している所が特徴と云えよう。

1) 全死因SMRから見たカドミウム汚染地域と非汚染地域

全死因SMRで見るとCd非汚染地域では男女とも全国に比較して低率だった、Cd汚染地域では男性では低率であったが、女性では全国と差が無かった、と云う。直訳すれば富山県におけるCd非汚染地域住民は日本国全体よりも死亡する人が少ない（死亡率が低い）、Cd汚染地域住民では男性が非汚染地域と同じだったが、女性では全国と比較して差が無かった、即ち死亡者数の程度は全国と同様、と云う事になろう。Cdの汚染が有っても全体としてみれば全国のそれと変らない、Cd汚染の影響は無い、と云うことになるのだろうか。

2) カドミウムの汚染程度でSMRに差が見られるか

全国のCd汚染地域でも汚染の程度は様々である。Cd汚染地域を軽度汚染地域と高度汚染地域に分け、そこでSMRを検討した報告がある。そこで見た全死因SMRは男性では軽度、高度両汚染地域共に全国のSMRに比較して低率の傾向があるとされ、女性では軽度汚染地域においては同様な傾向（全国に比較して）が見られた、としている。これから云えばCd汚染も軽ければ生命予後には影響が無い、として良いのだろうか。もっとも高度Cd汚染地域に住む女性は別らしいが。

3) 死因別に見たカドミウム汚染・非汚染地域のSMR

死因（疾患）別に見た比較で目立った事は「不慮の事故」が多かった事である。女性では軽度、高度両Cd汚染地域で全国と比較して有意に高値である、と云う結果である。男性は高度汚染地域だけにこの現象が見られている。理由の解明はこれから、である。

死因別に見た場合、Cd汚染地域では腎泌尿器系疾患のSMRが女性で有意に高かった点が特徴的であった、とされている。Cd汚染地域住民ではCdによる腎障害の存在が確認されており、腎臓疾患の死亡が多ければ当然Cd腎障害の影響と考えられよう。そうなればCdが住民の生命予後

に(腎障害を通じて)悪影響を及ぼした、として良いのではないか。

　平成24年度の研究班報告にCd汚染地域と非汚染地域の死因にかかわる報告がある。

　その報告を見ると─

①Cd非汚染地域では調査出来た全死亡者数は545名(SMR=0.92)、死因別に見ると悪性腫瘍が第1位(114名死亡・20.9%)で、腎尿路系疾患は第8位(死亡13名)で全死亡者数の1.7%を占めている。腎尿路系疾患死亡者13名の内、腎臓疾患が死因とされた例が12例(12/13：92.3%)あり、腎尿路系疾患で死亡した例の殆どが腎疾患であることが判る。しかもこの項の中に腎不全が死因となっている例が9例(75.0%)ある。素直に考えれば腎疾患の死因は腎不全であろう。腎泌尿器系疾患のSMRは0.72で全国のそれに比較するとむしろ小さい＝腎疾患による死亡はCd非汚染地域では全国的に見れば少ない、と云う事になる。

②Cd汚染地域での調査成績では、全死亡者数は2,046名(SMR=1.62)、SMRが1.62と云うことは、全死因で見てCd汚染地域住民が全国に比較して死亡する率が高い、と云うことになる。死因の1位は悪性腫瘍(437名死亡・21.4%)である。この辺は非汚染地域と変らない。腎尿路系疾患は96例で死因順位は第6位、全死亡者の4.7%を占めている。うち腎臓疾患は86例(89.6%)で、腎不全は77例(89.5%)である。

③両者を比較してみると、腎泌尿器系疾患の死因に占める順位はCd非汚染地域の8位に比して汚染地域では6位と上がっており、死因に占める比率は4.7%で非汚染地域の1.7%に対して3倍弱(2.8倍)に達している。死因別SMRも0.72：1.62でCd汚染地域は非汚染地域の2.3倍となっており、これを裏付けている。腎臓疾患と腎不全の比率はほぼ同じだから、Cd汚染地域在住の女性は非汚染地域在住の女性に比して腎尿路系疾患(実質は腎臓疾患)で死亡する可能性は3倍弱ある、と云う結果になる。

　もしCd汚染地域で増加した腎疾患死が総てCd腎障害(近位尿細管障

害)によるとすれば、Cdが生命予後に悪影響を及ぼしている事は確実であろう。この検証にはCd汚染地域住民の"腎死"の内容が明らかにならなければなるまい。即ちCd汚染地域で非汚染地域に比べて増加した腎臓死の原因疾患が(Cdによる)近位尿細管障害から進展した腎不全であることが証明されなければ、上記のような結論には達し得ない。しかし現在までその様な検討は為されていない。Cdが腎障害を通じで生命予後に悪影響(生命予後の短縮)を及ぼすか否かは更に検討が必要であろう。

4) 腎尿路系疾患以外の原死因疾患の場合

原死因疾患の分類は調査が昭和54(1979)年〜平成6(1994)年はWHOの指示に従ったICD-9を、平成7(1995)年〜17(2005)年まではICD-10に準じて行った、としている。この間の死亡順位を見ると、多少の変動はあるが大筋は変っていない。脳血管疾患、心血管障害などは呼吸器系疾患などと共に常に2〜4位に位置している。死亡者数もCd非汚染地域では心血管疾患81/564(9.4%)、汚染地域では360/2196(16.4%)、脳血管疾患は非汚染地が84/564(14.9%)、汚染地域が297/2196(13.5%)、SMRはそれぞれ0.74:0.83、0.95:0.82である。腎泌尿器系疾患がCd非汚染地域では8/564(1.4%)、汚染地域が50/2196(2.3%)、SMRが0.59:0.95である事と比較すればどうであろうか。

確かにCd汚染地域住民では非汚染地域住民に比して(他の主要死因原疾患に比べても)腎臓疾患は死者数、比率、SMRとも飛び抜けて高くなっている。やはりCd汚染地域住民は腎臓疾患で死亡する比率が高くなっていると云って良い。それでは死因となった腎臓疾患は何であろうか。

3. 過去に死亡した例の死因調査方法と死亡診断書

死因調査は難しい。過去に遡れば遡る程、困難は増大する。調査する方が調査対象の死亡時に総て臨場出来る筈もないし、主治医として関係して

いた筈も無い。調査対象は死亡診断書にならざるを得ないのである。最も現在は死亡診断書の閲覧も容易ではない。官公庁の各種規定をクリアし、プライバシー保護規定や研究の倫理規定もパスしなければならない。この為に費やすエネルギーは相当なもので、これらをクリアして仕事をした研究者には敬意を表せざるを得ない。

　死亡診断書も取り扱いに注意を要する。特にわが国では平成7(1995)年を境に記入方法が大きく変わった。厚労省はそのために毎年(新)死亡診断書の記入マニュアルを発行している位である。死亡診断書によって死因となった原疾患を読み取るためには相当な知識が必要となるので、新旧の死亡診断書は何処が違うかを知っておくことが必要になる。

1) 新旧死亡診断書の死因記入方法

　平成7年以前の診断書(旧診断書)では死因の欄はイ、ロ、ハの3段に分かれており、イ欄には直接死因(疾患)を書く事になっており、ロ欄にはイ欄に記入した死因となった原因(疾患)を、ハ欄にはロ欄に記入した事項の補完事項を記入するようになっていた。そして死因はイ欄に記入されたものがそれである、と考えられていたのである。例えばイ欄が心不全、ロ欄が心筋梗塞と記入されていれば、直接死因は心不全となる。以前から人の死を判定する「死の三徴候」は心停止、呼吸停止、反射の消失であった。第三者(死者の家族など)が判り易い「死」は心停止であろう。従って死亡判定をする医師も心停止を待って死の宣告をする。心不全、呼吸不全などは心臓や肺などの機能停止を説明するのに都合の良い言葉である。診断書の死因としてこれらの"言葉"は頻繁に使用されていた。このような現象は世界的であり、為にWHOは死亡診断書の記入方法を指導する様になったのである。

　平成7(1995)年から使用されるようなななった死亡診断書(新診断書)では死因の読取はどの様に行われるのか。新診断書では死因の記入方法が大きく変わった。

先ず死因に関する記入欄がⅠ欄とⅡ欄に分けられている。Ⅰ欄は直接死因に関係のある事柄を記入するが、この欄は更にア〜エの4段に分かれア段には直接死因を記入する様になっており、イ〜エの段にはそれぞれ前段の原因となった事柄を記入する様に指示してある。そして原死因(疾患)は最下段に記述されたもの、となっている。例えばⅠ欄のア段に心不全、イ段が心室細動、ウ段に心筋梗塞と書いてあれば、心筋梗塞が原死因疾患になる。またWHOは「心不全」と云う診断名は不適切であり使用は好ましくない、と指導している。従って平成7年から使用の新死亡診断書からはⅠ欄ア段への「心不全」という記載は減少した。実際に平成7(1995)年の死因統計とそれ以前の分とを比較すると、平成6(1994)年までは常に上位にあった「心不全・心疾患」が下位にあった「脳出血/脳梗塞・脳血管疾患」に抜かれている。その理由として新しい死因の記入方式になって"心不全"の記入が減った故、と厚労省は説明している。以後もこの傾向は続いており、死亡診断書の変更は死因統計にも影響を与えているのである。
　Ⅱ欄はⅠ欄に記載された疾患の経過に(重大な)影響を及ぼした疾患名が記入されることになっており、Ⅰ欄に記載が不適切だった場合にはⅡ欄の記入が原死因の候補として採用される事になっている。例えばⅠ欄のア段が呼吸不全であり、以下の段には記載が無い。そしてⅡ欄に慢性閉塞性肺疾患の記載があったとする。WHOでは呼吸不全と云う診断名は望ましくない、としてその使用を避けるように指導している。そこでⅡ欄にⅠ欄の診断名に関連する疾患名があるこの場合は「慢性閉塞性肺疾患」が死因統計の原死因として採用されるのである。もしⅠ欄イ段に「肺炎」との記載があれば、これが原死因となるのである。
　このように死亡診断書の記入が複雑になったので、最初は現場の医師(達)に記入の混乱があったのは否めない。WHOの目論見通りに死因が明確化されたかどうかは相当に疑わしいのである。少なくとも旧死亡診断書を用いていた時の死因の内容と、平成7年以降の新死亡診断書が使われてきた現在とは、内容が違っていると見なければならない。両者を同一視

2) 疾患分類上の問題

　死因となる疾病分類は基本的には世界共通であるべきである。そのためWHOは解剖学的系統の疾患に基づいた疾病分類を採用してきた。そして判り易いように疾患名を記号化して使用し易い様にしてある(本基準は複数回変更されている)。

　イ病およびCd汚染地域の死因調査では昭和54(1979)年～平成6(1994)年はICD-9を、平成7(1995)年～平成17(2005)年ではICD-10に従っている。ICD-9とICD-10の疾患分類は基本的には同じであるが、それ以前とは変っている。新死亡診断書の腎疾患についてみると、統計に使われた分類では腎泌尿器系疾患に統一され、中に腎臓疾患、腎不全、腎/尿管その他の障害、に区分されている。

　Cd非汚染地域では腎泌尿器系疾患が原死因となった例は総死亡564例中8例(1.4%)、うち腎臓疾患7例(87.5%)、腎不全7例(100%)である。この事は腎泌尿器系疾患で死亡した8例中7例が腎臓病(内容不明)であり、その総てが腎不全で死亡したことになっている。ICD-9以前は腎臓疾患に腎炎、ネフローゼなどの項目があった。それを腎疾患の末期は腎不全であり、腎死は腎不全が直接死因になるから、と云う理由で腎死＝腎不全に統一した。従って腎不全に至る各種疾患は現れて来ない。ループス腎炎(膠原病)で腎不全となり透析を受け、冠動脈石灰化で急性心筋梗塞を起して死亡した人は、死亡診断書のⅠ欄ではア段は心筋梗塞、イ段が冠動脈硬化(石灰化)、ウ段が腎不全となり、原死因は腎不全となるであろう。そしてSLE/ループス腎炎はⅡ欄に記入されて参考となる。Ⅰ欄を見る限り真の死因疾患は判らないのである。

　Cd汚染地域の腎泌尿器疾患での死亡数は2196例中の50例(2.3%)、うち腎臓疾患は44例、腎不全は39例となっている。腎臓死は88%、うち腎不全は88.6%。前述のように、此処での"腎臓死"は殆ど腎不全での死亡であ

る。ICD-10で採用された腎不全は、原死因となった腎疾患(の種類)を現わしてはいないのである。死亡の原因となった疾患が何で有っても、原死因となった腎死は腎不全なのである。従って死因となった腎不全をどの様な(腎)疾患が齎したかは判らない。

4．カドミウム汚染地域住民の死因/腎臓疾患は「カドミ腎症」由来か

　Cd汚染地域住民の死因で腎臓疾患が非汚染地域住民の3倍弱に達している事実をどの様に説明するか。素直に考えれば非汚染地域住民に見られた腎臓疾患がそのままの比率でCd汚染地域住民間にも存在し、増加分はこれに上乗せされた。上乗せ分の腎臓疾患はCdによる腎障害由来である、と云うことで大変判り易い。そしてこの通りとすればCd腎症の予後は悪い事になり「Cd腎症は重篤かつ進行性であり、最終的には腎不全となって死亡する」という主張を裏付けるものとなろう。

　現行のCd汚染・非汚染地域の(原)死因調査には前述のような問題点があり、必ずしも「解決済み」とは云えない状態である。何故ならば腎臓疾患での死因となった腎不全の原疾患は、どんな腎臓病(疾患)なのかが判らないからである。日本腎臓学会と透析学会では毎年透析へ導入した腎臓病患者(透析前には当然慢性腎不全状態である)の統計成績を発表しているが、原因疾患の殆どが糸球体障害によるものであり、糖尿病性腎症や糸球体腎炎が常に上位を占めている。他には腎硬化症(高血圧由来も含む)、のう胞腎などの先天性腎疾患、腎盂腎炎などの慢性尿路感染症などが挙げられているが、尿細管障害で腎不全となり透析になった、と云う症例の統計は無い。過去十年間を振り返っても(近位)尿細管障害で腎不全となり、透析へ導入された例の公式報告は無いのである。従ってCd汚染地域住民の死因で腎臓疾患とされた例も基礎疾患が不明であり、腎不全となって透析療法を受けるまで病状が進展した例は無いようである(報告によれば)、と

云えるのではないか。これではCd汚染地域住民の死因となった腎臓疾患はCd腎症である可能性は否定できないが、肯定することも出来ないのである。情緒的には前者としたい所だが、学問的には首肯出来ない、と云うことであろう。しかし現状ではこの特定は困難で、日本人の好きな「どちらとも云えない」状態なのである。軽々に結論が出せる状態ではない。

第10章
今迄に取り残されたことなど

　現在までにイ病の総てが明快に解決/説明出来ている訳ではない。未解決の問題も多々あり、現在究明が進められている事項も多いのである。その中で本書に関連する問題の2、3を取り上げてみたい。

1．神通川流域以外にイ病患者の発生はないのか

　イ病の主要病態の一つである骨軟化症の臨床症状は特徴的である。患者の主訴で病名にまでなった(骨痛の)「イタイ、イタイ」は特徴的であり、医師に見逃されることはないであろう。しかしもう一つの腎障害＝近位尿細管機能異常/障害は精密検査を行わなければ発見も診断も出来ないのである。

　昭和40年代になって住民健康診断が実施されるようになり、国によりCdで汚染された地区が特定され、研究により得られた新知見や検査法が健診に取り入れられた結果、腎臓についてはイ病と同じ様な症状・徴候を示す人達の報告が相次いで行われるようになった。特に神通川と同様に川水のCd汚染が疑われた石川県・梯川、長崎県対馬厳原町・佐須川と共に兵庫県・市川流域でもイ病患者の発見が報告されたのである。

　これらの地域にイ病患者が存在したとすれば「イ病は神通川流域にのみ多発した特殊疾患」とは云えなくなってその影響は小さくないし、イ病の研究にも新しい視座が提供されることになる。そこで環境庁委託・(財)日本公衆衛生協会運営の「イタイイタイ病およびカドミウム中毒研究班」が報

告症例の検討を行った。

ここでは兵庫県と長崎県の例について検討結果・経過を検討する。

1) 兵庫県・市川流域の場合

兵庫県市川上流には大同二(807)年に活動を開始した生野鉱山がある。この鉱山は銅(Cu)と亜鉛(Zn)を生産しており、当然Cdも産出していた。この鉱山廃水が市川に流れ込み流域の生野町と大河内町の特定地域を汚染したのである(兵庫県保健課・調査報告)。イ病として報告された2症例はこのCd汚染地域の住民であった。

環境庁の委託により「専門家検討会(整形外科、病理、放射線、高年医学の各委員)」が組織/設置され、この2症例について昭和50(1975)年5月と8月の2回検討を行っている。更に昭和51(1976)年2月に長崎県対馬の症例と共に鑑別診断研究部会でも討議が行われた。

検討の結果は、生野/市川流域の2症例は共に骨軟化症の存在は否定され、骨の変化は整形外科学的及び病理学的には骨粗鬆症であるとされた。又経過中に一時骨軟化症が発症した可能性は否定しないが、死亡時には治癒していた、というものであった。なおこの2症例に見られる腎の異常はCdとの関係を更に検討する必要がある、とされている。問題となった症例の骨変化は閉経後の骨変化に食餌性骨障害の加わったもの、との判定であった。

これで見る限り、兵庫県市川流域にはイ病(類似疾患)は存在しなかった事になる。平成9(1997)年に富山医科薬科大学医学部第一病理学教室・北川正信教授(当時)は患者の骨レントゲン写真や臨床経過、剖検記録と腎の組織写真を提示して、この2症例は富山県神通川流域で見られたイ病と同じである、と主張された。だがその後、この問題について(公式に)討議したと云う記録はない。結論は変わっていないのである。

> エピソード

　問題となった症例の調査に出向いた県(保健所)職員の話として次のようなことが伝わっている(記録はない)。
(職員が調査に訪れた時には)患者は川に面した座敷で布団の上に仰臥していた(寝たきり状態)。枕元にお皿があり、握り飯／お結びが2個と漬物が少し載せてあった、という。職員が持参の食べ物(食品)を差し出すと、患者は「そんなもん要らん。私の食事はこれで十分なんや。嫌いなのは食べん」と返事した、とのこと。職員たちは後で「あれだけじゃ栄養失調になってしまう」と話し合ったという。生活扶助／介助がどの様に行われていたかについては記録がないので不明である。

2) 長崎県対馬厳原町・佐須川流域の場合

　長崎県は昭和50年度に同県下県郡厳原町佐須川、椎根川流域の4地区住民の健康調査を実施、同県「重金属中毒審査協議会カドミウム部会」で審査した症例20例を研究班の「鑑別診断研究部会」に上げ、昭和51(1976)年2月に検討を行った。その結果は下記のようであった、と記録されている。
①定型的なイタイイタイ病患者は認められなかった。が、1例は骨生検実施が望ましい
②全例に腎障害の存在が認められ、Cdとの関係は否定できない
　以上が検討会の主要な結論であった。

　これを受けて同年の秋に「イ病・慢性Cd中毒研究班(略称)」はこれらの方々を地元の医師と共同で診察・検討すべく調査団を派遣した。調査団は医師4名(筆者はこの内の医師1名として調査に参加した)と研究班事務局長の5名より成り、対象者の診察と共に事前に依頼しておいた血液化学や尿検査所見、指定した骨のレントゲン写真などと併せて地元医師団と共に検討を行ったのである。

健診対象者は16名、総て高齢の女性である。殆どの方は徒歩で健診会場まで来られた。何れも軽い腰痛や背部痛を訴えていたが日常生活に支障はなく、数名の方々は来所直前まで「畑で草取りをしていた」そうである。
　この方々は調査医師団の一般的/通常の診察では特に変わった所見はなかった。標的骨のレントゲン写真でも骨改変層や強い骨粗鬆症などの異常所見は見られず"正常骨"との診断であった。骨軟化症の所見はなかったのである。
　しかし尿・血液化学検査の結果は重大であった。尿には大量のβ_2-mを含む低分子量蛋白が排泄されており、糖尿・アミノ酸尿も認められた。リン再吸収能(％ TRP)は低下、更に重炭酸漏出(bi-carbonate wasting)、血液pHの酸性側への移行(acidosisの存在)など腎(近位)尿細管型酸血症(renal tubular acidosis, proximal type;/RTA・typeⅡ)も認められたのである。典型的な近位尿細管症候群の存在であった。この結果を見て健診を行った医師団はこれらの人達の厳重な経過観察と、必要に応じて重炭酸塩等の投与/治療を勧告したのである。状態によっては治療が必要となる程の腎障害の存在であった。
　対馬厳原町佐須川流域の住民にはCdに因ると思われる著明な腎障害、RTA(typeⅡ)を呈する程重篤な近位尿細管症候群を有していたにも拘らず、骨は正常と判断される人達が居たのである。Cd腎症と思われる状態はあるが骨軟化症はなかった。これではイ病とは云えないし、厚生省見解の「腎臓から骨へ」に反する結果でもあろう。対馬のCd汚染地域にもイ病患者は存在しなかったのである。

補
　他のCd汚染地域からの提示例も同様の所見であり、結局は神通川流域以外にはイ病に該当するような症例は存在しなかった、という(今迄の)結果である。

3) 小括

　イ病とは同一個人の体内に骨軟化症と腎障害(近位尿細管機能異常/障害)が併存したもの、とする筆者の立場からすれば、条件が同じならば神通川流域以外でも同様な所見を有する症例が存在するであろう事は否定しない。従ってCd汚染地域に長年月生活し、かつV.D.摂取不足が加わった人(達)が居れば、現在でもその中に骨軟化症とCd腎障害の併存する個人が発見されても良いのである。一般に「イ病」という場合は厚生省見解＝イ病は腎性骨軟化症・成人型ファンコニ症候群＝を認めている、という(暗黙の)認識があるようだが、筆者はこれに同調はしない。腎と骨の障害は違った成因が偶然に重なった、腎と骨との間には直接的関係は無い(であろう)、とする立場だからである。

　現象だけからいえば兵庫県・生野の症例は富山医薬大・病理の北川教授(当時)が指摘するように富山県・神通川流域で見られたイ病症例と同様であろう。経過の一時期に骨軟化症が存在したであろう事は十分に推測できる。ただし本例の骨軟化症発症には食事に問題があるようで、詳細に調査すればV.D.の摂取不足が証明出来たかと思われるが、その点に関する調査報告はない。調査しても記録がなければ調査しなかったのと一緒である。イ病に関する調査は対象例の生活環境、特に食生活調査に関する配慮が足りなかったように思われる。

　兵庫・市川流域症例の剖検を担当したのは神戸大学医学部病理学教室であるが、此処でも剖検例にイ病はなかった、との報告である。詳細は前述の通りだが、腎性骨軟化症との証明が出来ない限り「イ病」とは断定できなかったのではないか。研究班としても(現段階では)イ病の定義を公表していない。イ病とはどういうものか(内容/質的説明)がシッカリ出来ていないのである。研究班としてもう一度「イ病とは何か」、「イ病とはこの様な病態である」ことなどを明示して置かねばなるまい。そうでなければこの混乱はまだまだ続くであろう。

2．新しく認定されたイ病患者の問題

　昭和35(1960)年以降、神通川流域で見られたようなイ病(患者)の集団発生は公式には報告されていない。しかし以後も散発的ではあるが「イ病患者が発見された」という報告はイ病の研究班会議などで行われていた。だが昭和40年代、50年代にはイ病の集団発生のような報告は公式には殆どない、と云って良い状態だったのである。平成年度に入ると、イ病患者が発生したという報告が増加して来た。一見、イ病の集団発生が復活したような印象がある。過去20年位の間はほとんど患者発生の報告(公式な)がなかったのに、今になって何故報告が頻発したのか。イ病は新しい展開を示しているのか。

1）イ病患者発生報告の現況

　昭和50年代末までイ病患者発生の報告は(公式には)なかった。昭和50年代末の東京でイ病患者が透析を行っている、と学術集会での報告があったが、これは富山在住でイ病認定患者が東京へ引っ越し慢性腎盂腎炎の再燃・悪化で透析へ導入したという例で、東京で新たにイ病患者が発生しCd腎症の悪化で透析になった、と云うものではなかった。この頃から富山県・神通川流域で新たにイ病患者と認定された例や死亡後に認定されるイ病患者例が報告される様になった。以後、このような報告が増えて行く。

2）報告されるイ病患者の特徴
(1)患者の年令と臨床病像

　平成24(2012)年発刊の「イタイイタイ病及び慢性カドミウム中毒に関する総合的研究」班の23年度研究報告書にはイ病患者22例の詳細な記録・考察が掲載されている。この中で剖検例では剖検所見と直接死因との関係にまで言及している。

これらの報告の特徴は患者が何れも高齢者であることで、特に死亡時は多くは70才台から80才台、時に90才を超えた例もあった。報告された患者の多くは（高齢のためか）寝たきりであり、医療行為を受けている例も多かったのである。治療内容は骨病変に対してV.D.(活性型)が使用されており、対象骨病変は骨粗鬆症的変化が多かったが骨改変層も見られている。腎機能関連検査成績で血清クレアチニン値の上昇している例が多く、試算したCcr値は30ml/min.前後かそれ以下の例が多い。症例の中にはRTA・Ⅱとなっている例もあった。症例の多くは腎近位尿細管機能異常/障害と一緒に糸球体機能(GFR)の低下が存在した、との解釈である。即ち腎臓は全体として機能低下状態にある（糸球体も尿細管も共に侵されている）、との解釈である。

(2)患者の臨床病像の特徴
　報告された症例の殆どは骨軟化症と腎障害（尿細管障害＋糸球体障害）が合併していた、と云って良い状態である。しかもこれらの例の殆どがCd汚染地域に長年居住していた、という歴史を持っていた。これらの事実から見えて来るのは、患者の腎障害はCd由来ではないか、ということ。今迄の研究成果から考えればこれらの症例にはCdによる腎障害が存在していた、と云えるのである。
　データからすれば、症例の骨には軟化症が存在したことも疑いない。症例の状態は「研究班」が発表した骨軟化症の診断基準に照らしても、異存はないのである。
　これらを総括すれば、報告された患者の臨床像の特徴は「同一個人に同時期に骨軟化症とCdによる腎障害が存在する」と見て良いのである。そうであれば、この状態は筆者の云う「イ病」の定義にも合致する。病像から見ればこれらの症例は明らかに「イ病」なのである。症例に見られる骨軟化症が腎性か否か、成因の検索は別にして、報告された患者は臨床的には「イ病」として良いのではないか。

(3)（報告された）患者は「成人型ファンコニ症候群」なのか

　厚生省見解では「イ病は腎性骨軟化症＝成人型ファンコニ症候群」であった。近年報告されている患者（達）は見解通りに成人型ファンコニ症候群として良いのか。現時点では「見解」の裏付けとなる"腎臓から骨へ"のプロセスは証明／解明されていない。そして報告された症例には「腎性骨軟化症」が存在したとする証明も、これを裏付ける理論的根拠（展開）も記載されていない。これでは患者がCd腎障害由来の骨軟化症である、とは認められまい。報告された患者（達）はCd汚染地域に長年月生活して高齢となっており、尿に低分子量蛋白の大量排泄や糸球体機能低下を示すなど腎障害の存在を示唆する所見もある。この様な例にCdによる腎障害が存在するであろうことを認めるのに異存はない。但しこの腎障害が骨軟化症を誘起した、とする見解には同意出来ない。報告された症例（達）は「腎から骨へ」のプロセスが示されていない上に、患者の病状・経過から見て骨軟化症はV.D.の摂取不足から生じたのではないか、という疑念が消えないからである。患者の食生活を中心とした日常生活の調査が十分に行われていないので「この骨軟化症はV.D.摂取不十分によるもの？」と聞かれたら肯定も否定も出来ないであろう。今迄報告された患者（達）を「厚生省見解」の云う"成人型ファンコニ症候群"と認めることは無理なのである。

3）報告される患者（達）の問題点

　近年報告される患者（群）を臨床面から見ると、（筆者の云う）イ病であることは誤りないであろう。要点は患者に見られる骨軟化症が腎性か否かの証明がなされているかどうかである。報告を見る限り腎性骨軟化症を証明する新しい知見も無ければ、それを裏付ける理論的展開もない。本報告で取り上げられている患者の骨軟化症は腎性ではないのでは？との疑問は当然起こるであろう。この様な疑問が起きるのは（報告の）何処かに難点がある故ではなかろうか。その点について触れて置く。

(1) 患者が"高齢"と云うこと

ヒトも生物であるから加齢に伴って各種生理的機能は低下（老化）するものが多い。これ生物としてヒトの避けられない現実である。

腎機能について云えば、ヒトでは加齢と共にGFRの低下することが知られている。50～60才台では青壮年者と同じでGFRは100ml/min.(100%)を示すが、70才台ではこの2/3程度（GFR=60～70ml/min.）にまで減少することが多い。80才台では青壮年期の1/3前後（GFR=30～50ml/min.）程度にまで減少、90才台になるとさらに減少してGFRが30ml/min.以下になる事も珍しくない。これがGFRの生理的変化なのである。GFRだけ見ればこの値は腎不全状態を示すものであり、CKDで云えばstage 3以上になる。この状態では血清CTNが1.0mg/dLを越えている事が多い。

尿中β_2-m排泄量も加齢と共に増加することが知られている。この問題をイ病/Cd汚染地域住民について検討した神戸大学公衆衛生学・喜多村正次教授（当時）は、これらの人達の尿中β_2-m排泄量は相当程度加齢の影響を受けているとして（尿中β_2-m排泄量増加の）判定は慎重にすべきである、と注意を喚起していた。しかしイ病/Cd汚染地域住民ではGFRの低下も尿中β_2-m排泄量の増加も加齢の影響を上回っている、との報告も多く、「尿中β_2-m排泄量の増加程度の判定」には慎重な態度が求められているのも事実である。

近年報告されるイ病の症例では何れもGFRの低下が明瞭で、なかには腎不全(CRF)やCKDの stage 3、4に相当する例も多い。但し報告症例の年令が80才台、90才台の例も多いので、示されたGFRの低下がCdによる腎障害の故なのかどうかが判然としないのである。症例の剖検報告を見ても直接死因は肺炎や消化管出血であって腎不全ではないし、生前に透析療法を受けていた、と云う記載もない。Cdによる腎障害が患者の生活にどのような影響を及ぼしていたかについての検証は無いのである。

イ病の患者は殆どが女性であるが、検査の異常所見は男性でも見られている。報告では腎機能低下/GFRの低下は男性にも認められていた。GFR

低下の程度には性差があるようだが、この男性例の様な状態でも女性では骨障害がある、と報告されているが、男性例では骨障害／軟化症はないのである。

「見解」に従えばこの様な腎機能低下例では低下の程度に応じた骨障害が発生する（している）筈であるが、男性例では骨軟化症の所見は無い。男性で腎機能障害は顕著であるが骨軟化症は無い、この様な例は「イ病」として良いのであろうか。報告者の考えている「イ病」とはどのようなものなのか、その詳細を明記して置いて欲しい。此処がイ病を考える上での基本になる筈であるから。

(2)患者の生活環境

平成年度になって報告されるイ病患者は何れも高齢であり、医療措置を受けている例も多いようである。高齢者では運動量は減少するし、骨折などを合併すればそのまま"寝たきり"になって廃用症候群となる例も少なくない。また高齢になれば食事量は減り、摂食量が健常時の1/2、1/3量になる事も珍しくない。しかも好き嫌いが昂じて好きなものしか食べない、脳卒中や体力低下などで嚥下障害が生ずればそれを理由に食事をしない（拒食）など。これでは必要なエネルギー量は勿論、各種栄養素も十分には摂れないであろう。

食品について云えば必要な栄養素を十分含んでいる食品でも全体の摂取量が少なければ必要な栄養素の摂取量は少なくなるであろうし、質的に劣る？食品は大量摂取しても必要栄養素は足りなくなるであろう。高齢者では食事の内容や食品の種類、これらの摂取量などを知る事が大切であり、これが疾病の発生や進展を理解する上で大切になってくるのである。

高齢者のこの様な状態は各種医療処置にも影響してくる。嚥下障害が顕著になれば経口的服薬は出来ないし、錠剤の嫌いな高齢者は薬（錠剤）を一度口中に貯めて置き後で吐き出して捨てることなどはごく普通の行為なのである。散剤は飲み物や食べ物に混ぜたりするが、「不味い」としてこれを拒否する場合も多い。

この様な例の必要なエネルギーや水分は血管内投与（点滴注射）で補わなくてはならないが、この方法では補給量に限界があり、その上ルート確保（注射出来る血管の確保）が次第に困難になる、などの隘路がある。こうなると胃瘻の造設も考えねばならないし、患者への負担はさらに大きくなる。この様な医療措置は疾病の治療のために行うのであるが、高齢者ではこれが日常となる事も珍しくなく、医療措置の継続が疾患の経過に及ぼす影響も考慮しなくてはならない。。
　高齢者の疾病に関する調査では日常生活を十分に調べることが必要であるが、イ病の場合は加えて食生活（食事内容や摂食量など）についても綿密な調査をすることが必要なのである。イ病／Cd汚染地域住民についてのこの面の調査は富山県が昭和30〜32年に実施した栄養調査以来、この問題についての調査研究は行われていない様であるし、（調査を）行ったという（公式な）報告もない。
　報告されるイ病患者の記録には生活環境、日常の生活状態、特に食生活に関する記録が殆どない。患者はどの様な日常生活を送っているのか、食生活はどんな具合なのか、摂取栄養素に過不足は無いのか、その辺が明らかにされなければ「患者は"D欠"ではないのか」との疑いを晴らすことは難しいのではないのか。

> **傍証**

　日常の食生活調査がもたらす情報は私達に何を教えてくれるか。
　高齢なイ病患者の血中V.D.代謝産物を測定した成績があるので、それについて考えて見る。なお対象例は骨障害の治療として活性型V.D.の投与を受けていた。
　この人達の血中V.D.代謝産物の測定値を見ると、$1,25(OH)_2 \cdot D_3$の血中濃度は殆どが正常範囲内にあり、1,2例が正常の下限界以下であったが、大幅な低下ではない。「減少している」とされた例の殆どは正常下限界付近に止まっており、変動は正常範囲内なのである（病的減少ではない）。活

性型V.D.である$1,25(OH)_2$・Dの血中濃度が低下するのはV.D.(Pro.D)の摂取不足、腎におけるV.D.の活性化障害、V.D.の活性化過程の何処かに障害がある場合、などが考えられよう。

　V.D.摂取不足の場合は活性型V.D.の前駆物質である25OH・Dも減少する。生体内に$1,25(OH)_2$・Dが十分にある(正常範囲内)場合は25OH・Dは減少しない、とされている。活性型とその前駆物質のV.D.代謝産物が十分に存在することはV.D.の摂取/供給が十分である事を示すものとされているが、外部から活性型V.D.が供給されている場合はどうなるのか良く判っていない。通常、過剰のV.D.供給があればV.D.活性化が十分に行われるので$1,25(OH)_2$・Dは十分に産生される。結果として25OH・Dは減少しないし、余分になった25OH-Dは他の代謝経路に入り$24,25(OH)_2$・D(生物学的活性は無い)に変換される。この様な機序が働くのでV.D.代謝産物の血中レベルは一定に保たれているのである。

　報告では測定されたイ病患者は殆どが活性型V.D.の投与を受けていた。それでも血中の$1,25(OH)_2$・Dの濃度は低値を示していた、としている。実測値を見るといずれも正常範囲下限界に近い所に集まっており、変動は正常範囲内の出来事なのである。活性型V.D.を補給しているにも拘らず$1,25(OH)_2$・Dの血中濃度が低下するのは何故であろうか。この点についての説明は無い。

　これらの例の25OH-Dのレベルは「正常範囲内にあった」との事。だが実測値を見ると正常範囲内ではあるが$1,25(OH)_2$・Dと同様に(正常下限界に向けて)低下しているのである。特に$1,25(OH)_2$・Dが正常下限界以下に減少している例では、同時に測定した25OH-Dも正常下限界以下に減少している例も認められる。25OH-Dと$1,25(OH)_2$・Dが一緒に低下するのはV.D.摂取不足の時に見られる(典型的な)パターンである。これでは(少なくともこういう例では)V.Dの摂取不足があるのではないか、と疑われても止むを得まい。報告ではこの点についての説明はない。

　これらの事柄は患者の日常生活が知られていれば、容易に解決出来る問

題である。高齢者の病気では(イ病に限らず)患者の日常生活の調査が大切であるのは言を俟たないが、イ病関連の調査ではこの辺が不十分な様なのは残念である。

3. イ病研究に対する各種批判について(反論も)

　イ病が水俣病と並んでわが国の公害病の代表と位置付けられるに及んで、イ病に関連する色々な研究成果が発表されるようになった(一般社会に向けて)。中でも国(環境庁＝当時)が後援して進められたイ病の研究班は昭和30年代の各種研究を統合し、考察を加えて昭和41、42(1966、67)年に班報告書を(文部・厚生両省に)提出した。その成果が昭和43(1968)年に出された「厚生省見解」の基礎となっている。この研究班は昭和49(1974)年に発展的に改組されて「イタイイタイ病に関する総合的研究班」となり、イ病に関する研究は現在も続けられている。

　昭和49(1974)年以降にこの研究班より発表された研究成績や報告については色々な批判や疑問が寄せられた。これらは「識者」・「文化人」と称する人達のものが多かった。指摘された問題点は、一つは学問的なもの/医学的な諸問題についてであり、もう一つはそれから派生した主として社会的・政治的な問題である。しかもこの二つは色々な面で相互に関わり合っており、そのため批判の論点が混乱している事は否めない。

　批判に対する反論は当然行われた(存在した)。しかしその声は小さく、対社会的に知られることは殆どなかった。日本は「声の大きい方」が有利になる国である。その上「白か黒か」を決めるのが好き。その辺も考慮してこれらの問題点を整理し、述べられた反論を検討しておきたい。

1) 学術/医学上の問題

　イ病研究の最大の目標は「イ病はCdが原因である」事の証明であった。「イ病Cd原因説」は昭和36(1961)年に行われた萩野氏の発表が最初でああ

るが、昭和32(1957)年以降に始まったイ病に関する研究の進展の中では「イ病とCdは直接的に結び付く」と研究者の誰もが思っていたし、昭和43(1968)年の「厚生省見解」はこれを（国が）公的に認めたもの、と理解・認識されたのである。それ故に、昭和43年以後のイ病の成因は"Cdによる腎障害から骨軟化症へ"であり、この考えは世人の間に何の抵抗もなく浸透して行った。それ程見解の与えた影響は大きかったのである。そんな事から、イ病に関する論争の多くは厚生省見解を廻って起きているといって良い。

(1)厚生省見解のもたらしたもの

昭和30年代〜40年代前半に行われた研究の成果として、臨床的に「イタイ、イタイ」を主訴とするイ病は骨軟化症であることが明らかにされた。しかし当時行われた動物実験では大量のCdを（動物に）負荷しても骨軟化症は起きなかったのである。その代りにCdは腎臓に集積して此処に障害を起こすことが判明した。だが両者（Cd腎障害と骨軟化症）を結びつけることは出来なかった。

昭和20年代末〜30年代初めにもイ病患者に（微量な）蛋白尿が見られることは判っていた。また1955年（昭和30年）にスエーデンの雑誌発表論文でCd鉱山の作業者に"小さい蛋白"が尿中に出ていることも知られて来た。しかしその事実とイ病を直接的に結びつけることが当時は出来なかったのである。

わが国でCdによる腎障害と骨障害（骨軟化症）を直接的に結びつけたのは厚生省見解である。見解では腎障害が骨軟化症を惹起する、その腎障害はCdにより生じたもの、として両者を「成人型ファンコニ症候群」という言葉で結びつけた。この考えは「腎から骨へ」のプロセスが存在する、との推測に立脚したものであったが、推論の裏づけになる科学的事実は現在もないのである。（厚生省の）推論では論理が飛躍しており、結論は想像の域を出ていない。そして今も「腎から骨へ＝Cd腎症から骨軟化症へ」の過程は証明／解決されてはいないのである。それが存在するように世人

に信じ込ませたのは厚生省見解(の魔力)であろう。日本国民は「公式発表」や「公式見解」を無条件に信用する傾向が強い。意図するとしないとに拘らず、厚生省見解はこの流れに乗ったのである。しかも過去50年弱、見解に対する批判も反論も(公式には)許されていない。従って「厚生省見解」は見直しも改訂も行われていない。朝令暮改の多い我国の行政府発表としては異例なことなのである。

(2) 厚生省見解を是とする意見に対する反論など

Cd原因説に対して行われた異論／批判は「厚生省見解は正しいのか」と云う見地からなされている。少なくとも昭和43(1968)年以降の「イ病Cd原因説」を唱える人達は本見解を事実と認識している(と思われる)のである。それでも見解に疑問を持つ研究者も居て時に会議等で批判・反論を述べるのであるが、その殆どは無視されている。反論に対しては「イ病はCdが原因である」との厚生省見解を唯一正しいものとしている識者達はCd原因説に対する批判・反論を「カドミ批判説」、これを唱える研究者を「カドミ批判派」と一括し、殆ど無視しているのが今迄の流れである。しかし見解には学問的に見て未解決の問題が多く残っており、これらの疑問に対する回答は未だ(十分には)為されていない。この事を忘れてはなるまい。

昭和46、47(1971、'72)年に行われたイ病訴訟裁判では、厚生省見解を是とし、見解に対する反論・批判などを一括して「カドミ批判説」として退けているが、これは正しい態度ではない。学問の世界ではどの様な意見・学説にも批判・反論があるのは当然であり、「イ病Cd原因説」に対しても批判や反論があって当然なのである。それらの意見を検討もせずに「Cd批判説」と一括して無視する裁判所の態度は正しくない、と云って良い。

イ病訴訟では昭和46、47(1971、'72)年の一審・二審で厚生省見解が認められ、Cd批判説は退けられて原告勝訴となっている。イ病の原因は裁判で決着した(判決は厚生省見解を是とした)のだからこれに異論を唱えるのは誤りである、とする意見は少なくない。ならば法の判断は科学(医学)

第10章　今迄に取り残されたことなど

の判断(理論・考察)に優越するのか。科学的判断の是非(正否/真贋)を法は決められるのか。法がそのような機能を有し、そのような行為を為し得るとは(普通には)考えられない。裁判における(法の)判断/判決が総て真実であり、これに背くものは皆誤りである、などとは云えない筈である。イ病訴訟について云えば、裁判結審の時点でイ病とCdの因果関係が総て明らかになっていた訳ではなく、不明のままの事柄も多かったのである。

　学問的なものが裁判に影響するとしたら、それは当時の学問的水準の反映であろう。だがイ病裁判が結審した時点でも、学問的に見れば厚生省見解には未解明な部分が多く残っていた。その反映が(判決には)無いのである。学問的に不明なものはハッキリ「判らない」とし、その上に立って議論を尽くすのが学問上の正しい態度であろう。学問的に不明な点を自己流に解釈し、それに基づいて議論するのは(学者として)最も慎むべきことなのである。

　イ病裁判で二審判決が出た昭和47(1972)年の夏には、現在知られているCdの腎障害に関する知見は殆ど不明であった。この状態で「腎から骨へ」と云う見解が正しい、とは云えない筈なのである。慈大・上田教授(当時)がイ病患者に見られる腎障害は近位尿細管障害で患者に見られた蛋白尿は低分子量蛋白尿であること、本蛋白尿は近位尿細管障害時に最も早く現れる臨床徴候であること、Cdは(実験的に)単独でも腎障害を起こし障害は(近位)尿細管に限局していることなどを報告(発表)し、イ病患者やCd汚染地域住民に見られる低分子量蛋白尿はCdによる腎障害の反映ではないのか、と述べたのが昭和47(1972)年末で、この時点でも「腎から骨へ」の道筋は未解明のままであった。だから上田報告は「腎から骨へ」については言及していない。このような学問的(医学上の)業績の発表が行われた時点から半年も前に結審した裁判の判決に、この様な学問的知見が影響を与えたとは時間的に見て考えられない。一審、二審の担当裁判官にこのような事情が知悉されていたとは思えないからである。判決が「是」とした厚生省見解はこの時点では学問的には内容が不充分/不確実だったの

159

である。しかし一般には裁判の判決と解説で「厚生省見解は正しい」と認識された。以後はこの流れが主流になり、厚生省見解に対する批判も反論も許容されず、見解は今も見直されてはおらず「不磨の大典」として存在し続けているのである。

　法と医学の関係で云えば両者の判断は違っていても良く、学問的判断に誤りがあれば其処を正せば良いのである。法の判断が唯一絶対の真実ではないことを吾人は銘記すべきではないか。

(3) イ病研究班の成立事情

　現在活動しているイ病研究班（略称）はCdと腎障害の因果関係を認めようとしない、厚生省見解には批判的で見解の見直しを目論んでいる、その背後には日本鉱業協会や当時政権党であった自由民主党の所謂「まきかえし」派の策動があった、とする意見/批判がある。これを唱える「まきかえし」論者の拠り所は「カドミ批判派」の意見であり、昭和49(1974)年に発足した(新)研究班は班の主要ポストをカドミ批判派で固めている、だから新研究班はイ病とCdの因果関係を認めないのだ、現研究班はその成立に問題がある、従って研究目標・行動方針が偏っている、とするのである。研究班の最終目標は厚生省見解の見直しであり、それを意図している新研究班は成立の時点から偏向していた、その根源には「まきかえし」派の後押しがあるからだ、と云うのがこの批判の根拠なのである。

　イ病裁判後は「イ病は解決した」との気分が流れていたのは事実である。だが旧研究班内には「発表されたイ病の成因には医学的に未解決な部分が幾つも残っていて納得できない」とする意見も多かった。未解決の最大のものが「腎から骨へ」の道筋が判明していない、これは見解の存立を揺るがす問題なのだ、とするのが(多くの)研究者達の認識だったのである。Cdによる腎障害とはどのようなものなのか、腎障害の程度はどの様にして決めるのか、それはどの様な方法に拠るのか、などは未解決のまま。これらの問題がイ病裁判後の昭和49(1974)年にはそのまま残っていた。(旧)研究班員はこのような状態で研究を打ち切ることに不満を示して

いた。これら未解決の問題を解明するために研究を続けるのは当然、との考えであったのである。

　研究の遂行には資金が必要である。しかし現実には研究者個人が自分の研究費を捻出する事さえ容易ではない。まして研究班を運営するとなればその費用は莫大となり、個人の手に余ることは明白である。当時の旧研究班上層部は研究継続を望んでり、研究費の獲得に努力していた。そして環境庁(当時)から研究の資金援助を得る事が出来たのである。昭和49(1974)年に旧研究班を発展的に解消して「イタイイタイ病に関する総合的研究」班(新研究班)が誕生した。これに対して研究班の成立には時の政権党自民党と日本鉱業協会の政治的協力による「まきかえし」と「厚生省見解の見直し」を目的とした支えがあった、とし、証拠は研究班の人事で役員の多数が「カドミ批判説」を唱える研究者で占められている、とするのがいわゆる識者の云い分なのである。

　新研究班の主目的がイ病成因の探索に置かれたことは当然である。加えてこの研究班ではCdの毒性や慢性中毒症などの解明もテーマとして採択されていた。そして得られた成果は実地面へ直に応用されていたのである。例えば新研究班発足4年後の昭和52(1977)年に改定された住民健康調査方式・いわゆる「環境庁新方式」には研究の成果が直ちに取り入れられているのである。

　環境庁新方式はCd汚染地域住民の健康調査の主目的を「骨から腎へ」と大きく転換したのが特徴であるが、この背後には「Cdの標的臓器は腎臓であり、Cdによる腎障害の最も早く現れる臨床徴候は低分子量蛋白尿である」とする研究班の研究成果がある。環境庁新方式によるCd汚染地域住民の健康調査方式で最も大きい改革点は、検査項目に尿中低分子量蛋白の測定(尿中β_2-mの排泄量測定)を加えたことである。これはその時点迄に判明した"Cdは腎の近位尿細管を特異的に侵すが、その際に最も早く現れる臨床徴候は低分子量蛋白排泄増加であり、証明には尿中β_2-mの排泄量測定が有用である。測定法(RIA)も特異性・感度とも満足すべきもの

である"とする研究結果を受けたものなのである。研究班の上層部も環境庁(当時)に"新方式"の実現/実施を強く働き掛けた。この事は研究班の「Cdの生体影響を如何に正確に、且つ早い時点で捕捉するか」という研究課題に対する回答であると同時に、厚生省見解の「Cdは先ず腎臓を侵し…」と云う部分の裏付けにもなる/なったのである。もし研究班がいわゆる「まきかえし派」に加担していたとすれば、前述のような事は起こり得なかったであろう。

　研究班の組成も批判されるように「Cd批判派」が多かった訳ではない。実際の(第一線)研究者ではCd擁護派がむしろ多かった。種々の会議でも各研究者は自己の意見を自由・活発に発表しており、会場にはこれを制限する空気は無かったのである。外国のCd研究者を招聘して開催した国際会議でもこの姿勢は変わらなかった。このような会議は結果として我国のCd関連研究に「第三者の(冷静な)目」が導入されることになり、Cd関連研究の推進に裨益する所が大きかったのである。もし研究班が「まきかえし派」に加担していたとすれば、研究班上層部はこの様な会の開催を企画・実行するであろうか。研究班の組織に問題があって研究が阻害・抑制され、研究方向が偏向していた、ということは無かったのである。

　(4)「カドミ腎症」ということ
　良く使われる「カドミ腎症(Cd腎症)」という言葉は意味が殆ど不明(理解出来ない)である。「Cdにより傷害された腎臓」という理解らしいが、その内容を解説した論文・解説は見た事がない。障害の実態や臨床的な症状・徴候の説明、現れた各種事柄の持つ意味の軽重や(臨床)徴候の時系列的な変化、その際の腎組織変化の程度と臨床症状との関係などについて明確な説明はなされていない。一般にはこれとは無関係に「Cdに傷害されて生じた腎臓病は重い(重篤である)」との理解が主のようで、Cd腎症とは"Cdにより障害された重い(重篤な)腎臓病"と認識されているようである。

(7) Cdは腎臓を障害するか

　昭和20年代からイ病患者に蛋白尿が見られ、尿蛋白量は僅かであることは既に気付かれていた。「腎臓が悪いと尿に蛋白が出る」というそれ迄の認識から「イ病患者は腎臓が悪い」いう考えは研究当初より存在した。昭和30年代後半、富山衛研ではイ病患者の尿蛋白はいわゆる腎臓病（腎炎）患者の尿蛋白とは性質が異なることを見出し、これがイ病患者蛋白尿の特徴ではないか、としている。当時（数少ない）イ病患者の剖検を行った金沢大医学部病理学・梶川教授（当時）はイ病患者の腎臓には（近位）尿細管に限局した特徴的な変化があるので「尿細管症＝tubulopathy」としてはどうか、と新しい疾患概念を提唱している。一方、動物に大量のCdを負荷すると腎臓には（近位）尿細管を中心とした変性変化が見られ、質的にはイ病患者の腎所見に酷似している事から、イ病患者の腎変化はCdによるものではないか、と考えられるようになった。そして現在ではCdは単独でも腎臓、特に近位尿細管を中心に傷害すること、臨床的には近位尿細管症候群が現れること、Cd負荷により生じた蛋白尿は低分子量蛋白尿/尿細管性蛋白尿でCdの腎障害時に最も早く見られる臨床徴候である事などが判明している。即ちCdは単独でも腎臓を侵して臨床的・病理組織学的に特徴のある変化/病変を示すのである。

エピソード

　昭和43（1968）年末の研究班の会議に梶川教授がイ病患者の腎組織所見を報告し、これを「尿細管症」として独立（疾患）扱いにしたらどうか、と提案した（Cd腎症の提案）。これに対して臨床家から内容が詰めきれていない、Cd腎症として独立させるには時期尚早ではないか、とする意見が出された。その後の研究の積重ねにより今の様な「Cdによる腎障害」の概念が出来て「Cd腎症」という言葉が現れたのは昭和50年代末。腎の組織所見は特徴的ではあるが、このような所見は他の腎毒性物質の作用でも見られるので、この所見だけでCdによる腎障害＝「イ病」との診断は出

来ない。明らかなCd汚染があるなどの他の関連所見と合わせて考えなければいけないので、腎組織所見のみでCd腎症/イ病との診断は出来ないのである。が、世上では「腎臓の顕微鏡的検査をすればイ病の診断は出来る」との考えが定着している様であるが、これは誤りなのである。

(イ)Cdによる腎障害時に見られる臨床症状・徴候
ヒトに対するCd負荷時の腎への影響はCd汚染地域住民の健康調査と共にCd電池製造工場の作業者(Cd作業者)についても検討が行われてきた。前者のCd負荷は経口的、後者は経気道的でCdの負荷経路は違うが、負荷されたCdは共に最終的には腎臓に蓄積していた。Cd作業者で最も早く見られる腎症状は低分子量蛋白尿である(β_2-mの尿中排泄増加はその一つ)事も判明した。この状況はCd汚染地域住民と同様である。ただし自覚的には無症状。イ病の「イタイ、イタイ」は骨痛であって腎臓の症状ではない。

Cd曝露との関係で云えばCdが少量で曝露期間が短いと腎障害の徴候は見られない。Cd作業者についての研究からは、尿中にβ_2-mの排泄増加があっても早い時期にCd曝露から遠ざけると尿中β_2-mが消失・正常化する事が知られている。

腎皮質に蓄積するCdの臨界濃度(critical concentration)は200ppmであると長い間信じられてきた。が、わが国の野見山自治医大衛生学教授(当時)はCd腎症の症状発現について、Cd曝露が大量・短期間ならば腎皮質のCd臨界濃度は200ppm以下で、曝露するCdが少量・長期間なら200ppmを上回る、と報告している。これは今迄の「臨界濃度は200ppm」として組み立てられた各種理論の見直しを要求するものであるが、実際にはこの作業は殆ど行われていない。

(ウ)Cd腎症の経過・予後
イ病患者にはCdによる腎障害(Cd腎症)が存在し、発症後は経時的に進

行・悪化する、最終的に患者は腎不全となる(死亡もあり得る)、とされて来た。Cd腎症は近位尿細管機能異常/障害なので、最初の徴候は低分子量蛋白尿であり、臨床的にはβ_2-mの尿中排泄増加がある、と云うことについては大方の合意が得られている。β_2-mの尿中排泄増加は不可逆的で本蛋白の排泄増加と共に腎機能障害も進行して(慢性)腎不全/尿毒症となる、とする意見と、尿中にβ_2-mの排泄が増加しただけでは腎障害は進行しない、尿細管機能異常が加わっても軽度なものならば現状維持で悪化はしない、とする意見がある。Cd汚染地域住民でCd汚染米の摂取を止める、Cd汚染土を除去(土地改良)するなどでCdの曝露を遁減すると腎障害の進行が止まったり(現状維持)、尿中β_2-mの排泄が減少したりする(少数だが)例が見られること、Cd作業者ではCd曝露環境から早期に隔離すると増加した尿中β_2-mが減少〜消失して正常化すること、昭和年代末までイ病患者で透析療法を受けた例の公式報告が無かった事などは、このような考えを後押しするものであろう。Cd腎症は緩徐な進行/経過を辿り容易に腎不全にはならない、と云えるようである。

2) 社会的・政治面からの批判について

研究班に寄せられた批判の一つに「研究班は何故カドミ腎症を公害病と認めないのか」というのがある。この批判はカドミ腎症に対する補償は何故なされないのか、との主張に繋がっている。これは学問的な問題を政治的問題と混同した主張であり、分けて考えなければならない。

(1)研究班は何故カドミと腎障害の因果関係を認めないのか

この批判には研究班がCdの腎障害を認めないのは過ちであり、特定の勢力(いわゆる「まきかえし」を推進する勢力)に阿っているのではないか、と云う意味がある。"識者"間には根強く存在する意見である。

研究班は外に向かって大声で「カドミと(イ病患者やCd汚染地域住民の)腎障害に因果関係がある」と発表したことはない。しかし研究班のこれまでの発表や班の"動き"を見れば、研究班がCdと腎障害との関係を認

めていたことが判る。

　Cdにより腎障害が生ずるか否かの検証は昭和30年代前半の動物実験より始まった。金沢大学や岐阜大学でラットやウサギにCdを大量負荷した実験から、Cd負荷により腎に病変が見られる、病変の主座は尿細管である、との報告がある。その後、腎毒性物質を用いた実験やCd汚染地域住民を対象にした疫学調査結果、臨床面からの調査・研究から、研究班では昭和50年代にはCdの腎障害は確実である、と判断していた。その反映の一つが「いわゆる環境庁新方式」の採用である。本方式はCd汚染地域住民のCdによる腎障害(尿細管障害)を如何に早く確実に把握するか、に重点を置いたものでCdが(単独でも)腎を傷害する、という研究結果に基づいたものであり、今迄の骨に向けられていた研究方向を腎へ向け直した重要な決定であった。

　此処まで明らかになったのは研究班の力であり、班の仕事でCdと腎障害の因果関係が証明された、と云い得るのではないか。研究班がCdと腎障害の関係を認めない(否定している)と云うのは当らない。

(2) 研究班は何故カドミ腎症を公害病と認めないのか

　研究班の会議に「Cdによる腎障害」という概念が提出されたのは昭和47(1972)年も末で、"Cdの腎障害"を研究班員が認めたと思われるのは昭和50(1980)年頃である。研究班が外に向かって「Cd腎症」を認めた、と云った(発表)ことは無かったが、研究班内では大方の班員にこの事は認められていた。即ち研究班ではCdの腎障害を認め、この状態がCd汚染地域住民にどの程度広がっているかを調査するために住民の健診に「いわゆる環境庁新方式」を用いるよう環境庁(当時)に提言/推進したのである。外に向かって公言しなければ「そのような考えはない」とするのは視野の狭い偏見であろう。

　「研究班がカドミ腎症を公害病として認定しないのは何故か」との問いには、医学研究を行うグループ(班)が特定疾患を"公害病"と認定する機

能は有していないのだ、というのが答になろう。公害病の認定は行政府(国)の機能であり、公害病認定の基準を策定するのも行政府の仕事であろう。研究班は国の依頼を受けて特定の疾病(此処ではイ病)と原因(Cd)との因果関係を究明し、その成果(結果)を報告/公表した。それを受けて(利用して)この疾病(イ病)を公害病と認めるか否かは依頼者たる行政府/国が判断すれば良い。イ病については昭和43(1968)年の厚生省見解で「イ病の原因はCd」と(国が)認定し、公害病と指定したのだから問題は無い筈である。見解は「Cdは先ず腎臓を侵し…」としているのだから、Cdによる腎障害は公害病の大きな部分を占めることは疑いない。即ちCdによる腎障害は既に「公害病」なのである。それを何故研究班が改めて公害病と認定しなければならないのか。研究班はその活動経過の中で実質「イ病は公害病の範疇にある」と認定しているのだから。

(3) Cd腎症に補償はないのか

　Cdによる腎障害(カドミ腎症)を公害病と認めれば当然補償問題が浮上する。イ病については訴訟/裁判の二審判決で敗訴した企業側が原告(団)に補償を行い、一応は解決したことになっている。しかしイ病と認定されず要観察者に留まった人や補償対象から外れた人達、イ病患者と同等な病態を示しながら色々な事情で訴訟に加わらなかった人達に対する補償の必要性等をめぐって現在も論争が交わされているのである。これに関連して「カドミ腎症はカドミウム中毒の一症状なのだから、この状態は当然補償の対象になる」と云う主張と共に、カドミ腎症はCd中毒ではどの様な位置を占めるのか、カドミ腎症はCd中毒の軽微な状態なのか、Cdによるミニマムな被害状態(Cdの生体影響で最も軽い状態)とは何か、と云う疑問が生ずるが、この疑問に対する解答が現在問題になっているCdに関する補償問題に影響することは必須であろう。

　この疑問に対して現研究班は明確に答えてはいないが、研究班内では或程度の合意も生まれてきている。それも考慮に入れてこの問題について述べておく。

(ア)カドミ腎症の重篤度

　Cdの腎障害は器質的には腎近位尿細管を特異的に傷害し、臨床的/機能的には近位尿細管症候群を示すことが知られている。そして現れる最初の徴候が低分子量蛋白尿であり、実地には尿中へ排泄されるβ_2-mの増加である。腎近位尿細管機能障害が進行すれば最終的には腎近位尿細管型の酸血症(アシドーシス)となり、この段階では治療として重炭酸塩の使用が必要になってくる。

　臨床的に見た場合、単に尿中に低分子量蛋白の排泄増加があるだけではヒトの日常生活に支障はなく、経過観察のみで充分である、とするのが大方の意見である。即ちCd汚染地域住民においても尿中β_2-mの排泄増加があるだけでは経過観察のみで充分である、と云うこと。この段階では自覚症状はない。低分子量蛋白尿に腎性糖尿、汎アミノ酸尿が加わっても、基本的には低分子量蛋白尿のみの場合と一緒である。この場合の治療としてはCd汚染/曝露から対象(人)を早急に遠ざけることである。この措置はCd腎障害がどの時期にあっても行うべき基本的処置である。腎近位尿細管型酸血症(RTA・Ⅱ)があれば骨への影響も考慮してCdの曝露除去と共にアルカリ剤補給等の処置が必要になる。

　つまりCd腎症の最も軽い状態は尿中低分子量蛋白の排泄増加が見られた状態であり、最も重い状態がRTA・Ⅱであると云って良い。対応としてはCd曝露の遮断であり、以後は経過観察とする。近位尿細管症候群が顕在化した状態ではCd曝露からの隔離と共に対症療法を行うこととなる。現時点では近位尿細管症候群を治癒させる手段/治療法は(残念ながら)存在しない。

(イ)Cd腎障害の補償問題

　Cd腎障害に補償が必要とすれば、Cd腎症のどの段階から補償が必要か、が問題となろう。「Cd腎症は公害病」と云う立場に立てば、Cd汚染地域居住住民で低分子量蛋白尿(実際には尿中β_2-mの排泄増加)を認める人達は総て補償対象となるであろう。しかし臨床的に見れば尿中にβ_2-mの排

泄増加があるだけでは（この状態は経過観察のみで良いのだから）、補償対象から外しても良いのでは、との意見もある。近位尿細管機能異常／障害にしても、どの段階までは経過観察で良く、どの段階から対応（例え対症療法でも）が必要か、と云う問題については現研究班としても明確な答は得られておらず、対策の提示もない。近位尿細管機能障害と云っても低分子量蛋白の尿中出現から酸血症まで色々な段階がある。何処から、どの程度の、どんな形で補償を行ったら良いか、と云うことについては何の成案もないのである。Cd腎障害を公害病として補償の対象にするか否かは研究班の仕事ではない。かかって政治・行政の仕事である。前記の問題について行政側（環境省・現在）からの正式な（検討）依頼はない。行政側が研究班にそのような依頼するかどうかも不明である。行政側から班員個人に意見を聞かれれば答えるが、これはあくまでも個人の（私的）意見であり、研究班の意見ではない事をお断りして置く。

エピソード

　昭和50年代の末近く、筆者は環境庁（当時）の幹部と私的に意見交換をしたことがある。先方から「話が聞きたい」との申し入れが（筆者の大学時代の同級生を介して）あり、話は"世間話"という事で面会した。
　話の要点は「Cd汚染地域住民に見られる尿中β_2-mの排泄増加をどう見るか」と云うこと。筆者の答はCd汚染地域住民に見られる尿中β_2-mの排泄増加はCdによる腎障害の反映と考えられる、であった。Cdは単独でも腎臓／近位尿細管領域を特異的に侵すことが動物実験等で確かめられている、低分子量蛋白尿は近位尿細管障害時に最も早く現れる徴候であることは臨床研究から判明している、疫学的にCd汚染地域住民にはCd非汚染地域住民に比して低分子量蛋白尿（β_2-mの尿中排泄増加）の出現頻度が高い、などが裏付けとなる、この考え方は研究班内でも大方の同意を得ている（筈である）、と話した。また臨床的に見た場合、低分子量蛋白尿が存在するだけでは事後措置は経過観察だけで充分で、それ以上の処置／対応

は必要ない(であろう)、臨床家から見れば(言葉は悪いが)放置して構わない状態と考えている、とも話した。

　Cd汚染地域住民の低分子量蛋白尿/尿中β_2-m排泄増加は補償対象になるだろうか、との話には、それを決めるのは行政側で研究班ではない、Cdの腎障害がハッキリし、その徴候として低分子量蛋白尿がある、との見地に立てば結論は自ずから明らかであろう。そうなると近位尿細管機能障害の程度に応じた補償が必要となる。私見であるが単に低分子量蛋白尿があるだけでは、その人の日常生活には何の影響も無い筈であるし、そのままで経過観察と云うことでは補償対象にはならないのではないか。しかし行政側としては一部(住民)にβ_2-mの尿中排泄が多いから補償する、同じ様な状態でも(貴方には)補償しない、となったら大変であろう。(補償を)やる以上はCd汚染地域住民で尿中β_2-m排泄増加のある人は総て補償対象としなければなるまい。そうなれば神通川流域だけでなく、他のCd汚染地域も同じ様に措置しなければならなくなるであろう。対象人数も費用も莫大になるだろうが、その認識・決断が政治家や行政当局にあるかどうかが問題である、と話した記憶がある。

　幹部は「聞いておきます」と云う態度で自分の考えは述べなかった。その際の筆者の感触では「役所は近々(補償に)踏み切るのではないか」だった。が、「政治家がウンと云うかしら」とも思ったものである。実際には、この問題で住民に補償が行われた、と云う記録は平成25年前半の現在も無い。

Cd由来の腎障害に対する補償・補

　平成25年末にこの問題について"動き"があった。

　平成25年12月15日の新聞に「イタイイタイ病全面解決へ」の見出しで「神通川流域カドミウム被害団体連絡協議会(被団協)」と原因企業とされる「三井金属」との間に「カドミウム腎症」を発症した人(住民)に対し1人60万円の一時金を支払うことで合意した、との記事で、昭和43年の日

本初の公害病認定から50年近くを経て原因企業と被害者との間で全面解決が図られる、とした結果を報じたのである。次いで12月18日の紙面では「イタイイタイ病全面解決」として両者が合意書に調印した、と写真入りで報じていた。

　三井金属がCd腎症を惹き起した(Cdで神通川を汚染した)ことを認め、それに対する補償を行う事になったのである。イ病の歴史では画期的な出来事であった。此処まで漕ぎ着けた両者の努力には敬意を表したい。

　今回の「カドミウムによる腎障害」を決めるための条件は尿中へのβ_2-m排泄の増加であり、この現象はイ病の前段階である、との認識が(背後に)ある。イ病を解説したコラムでも「(Cdが)体内へ入ると腎臓に蓄積されて障害が発生、(結果として)尿と一緒にカルシウムが排泄されることで(イ病/骨軟化症が)発症する、重症の場合はくしゃみでも骨折が起こる」と述べ、Cd由来の腎障害とイ病を結び付けている。この解説は昭和43(1968)年の厚生省見解そのままで、内容的には「見解」で云う「Cdは先ず腎臓を侵し、その腎障害が骨軟化症を惹き起す"成人型ファンコニ症候群"である」とする考え方をそのまま踏襲しており、見解発表後の研究成果は採り入れられていない。何故尿中にβ_2-mの排泄増加があれば「Cdの腎障害あり」として良いのか、については説明がないので読者には何だか判らないであろう。誠に要領を得ない解説だが、これが現在の(世間の)イ病に対する認識であろう。この辺は昭和43(1968)年の厚生省見解発表当時と変わっていないのである。

　以前の記者(達)の中にはイ病の研究成果を十分に理解して記事を書く(書いた)記者が居たが、今回の記事で見る限り現在はそのような(勉強をしている)記者は居ないようである。

　補償の是非を決める尿中β_2-m排泄量も12月15日の紙面では尿1ℓ当たり3,000μg(3.0mg)としていたのに、18日の紙面では一定の補正値(クレア

チニン補正の事らしい)で5.0mg(5,000μg)以上となって居り、整合性が無かった。尤も他の新聞では合意書についての記事で5.0mg/g·cr.以上、として一応の整合性を保ってはいたが、内容的には五十歩百歩である。

　正常人では尿中へのβ_2-m排泄量は一日(24時間)0.3～0.35mgである。この値はクレアチニン補正でも尿1ℓ当たりでも殆ど変らない。

　補償する側の三井金属が補償する対象の選別にどのような基準を用いるかは注目されるところでもあった。その基準が尿中β_2-m排泄量3.0mg/ℓとか5.0mg/g·cr.以上である。この基準を決めた根拠(科学的)を三井金属側は示さねばならない筈であるが、新聞記事にその様な記述はない。何故この様に決めたのか、と云う検討経過も示されていない。総てが不明なのである。本来ならば補償支払い側の三井金属が何故この数値にしたのかと云う基準設定の根拠と、そのための検討経過も明示して一般に説明すべきだ、と思うのだが、それもない。

　このままでは少なくともイ病研究者は納得すまい。更には尿中β_2-m排泄量が(異常に)増加していてもこの基準(3.0mg/ℓ以上とか5.0mg/g-cr.以上など)を満たさない人達は補償の対象にはならないのだから「何故補償は無いのか」と云う疑問は当然生ずる筈である。何となれば企業側は尿中にβ_2-mの排泄増加がある事は(Cd汚染地域住民にとっては)Cdによる腎障害が存在することの証である、と認めているのだから。「Cdによる腎障害は補償する」といいながら実際には「切り捨て」られる人達が出るのである。この点を当事者達はどう説明するのか、報道では何もわからない。更に云えばCdによる近位尿細管機能障害の進展は尿中にβ_2-m排泄量が1,000μg/24h.を越えた際に生ずる、と考えている研究者も多い。3.0mg/ℓや5.0mg/g·cr.はこれの3倍から5倍に達している。尿中β_2-m排泄量は正常人(Cd非汚染地域居住者)では0.35mg/24h.が上限である。排泄増加は此の上だから少なくとも0.4～2.9mg/ℓの人は補償の対象にならない。Cd汚染地域住民でこの範囲の人達はCdによる腎障害が存在するにもかかわらず補償は受けられない、と云うことになる。何故それで良いの

か。この基準を決めた当事者は対象者にその理由を説明しなければなるまい。

　三井金属と被団協、両者の合意は社会的には大きな出来事であるが、補償決定のための基準は科学的には全く意味不明であり、後に紛争の火種を残すことになる。これを避けるためには当事者、特に三井金属が補償の是非を決める基準を設定した経緯を公開し、十分な説明を対象となる住民に行う事が必要であろう（我々研究者も含めて）。このままでは「仏作って魂入れず」になってしまう。

3）研究班の研究目標と研究遂行方法に対する批判
　研究班活動の批判に検証目標の設定がない、研究班としての意思決定は班幹部だけで行われている、その意見／考えに反するような意見は採用されない、班の意思決定は所謂「まきかえし派」の意向に沿うようにしたからだ、などが主なものであろう。研究班にそのような動きがあったのだろうか。
　(ｱ)研究班の「検証目標」とは何か
　昭和30年代から始まったイ病の研究は昭和38(1968)年の文部・厚生両省の後援による研究班に引き継がれた。この間、昭和36(1966)年に萩野氏から「イ病の原因はCdの慢性中毒」との説が提出されている。後継研究班の検証目標は「Cdがイ病の原因である」ことの証明と云って良い。本研究班が昭和41、42(1966、67)年に報告した研究成果を参考として昭和43(1968)年に厚生省見解が出された。見解ではCd→腎障害→骨軟化症と云う道筋が是認されており、「Cdがイ病の原因」を証明するとした研究班の検証目標は厚生省見解発表の時点で達成された(一応は)、と考えて良い。この考えは昭和46、47(1971、'72)年のイ病訴訟の判決で採用された(見解が認められた)ことにより更に強固になり、見解は untachable な存在となる。以後今まで約50年間、見解は見直しも改訂も行われていない。

厚生省見解発表以後(昭和43(1968)年以後)も見解に異論を唱える研究者は存在した。これら研究者の意見は「イ病はCdの慢性中毒だけでは説明出来ない。見解で述べられた"腎臓から骨へ"の道筋は未だ証明されていない。故に此処が明らかにならないと厚生省見解は成立しないのではないか」というものである。学問的には正しい意見であるが、これらの意見は「カドミ批判論」として一括され、公の討議の場には上らなかった。

　イ病は臨床的には骨軟化症なのだから、Cd単独で骨軟化症が起こることを証明出来れば良いのである。そしてCdが骨軟化症を起こす過程で腎がどのように関与しているかが明らかになれば、この問題は解決する。

　昭和49(1974)年に改組・発足した(新)研究班はCdがイ病を惹起する全過程を明らかにすることを目的とした。中でも(当時は)未解決の"腎から骨へ"の全過程の解明を目指している。これに関係するとして一般的なCdの毒性や慢性中毒の病態を解明することも目的に含めたのである。当時筆者は研究班員の一人だったので目標設定時の幹部会議の状況は仄聞したに過ぎなかったが、目標設定時に外部からの干渉があった、などの話は聞いたことがない。

　設定された(研究)目標も妥当なものであり、一方に偏った意味を持つものではない。事実、研究目標は厚生省見解を証明するために設定された、と云って良いのである。班の研究指向方向は「いわゆるカドミ派」と同じではないか。

　カドミ批判派が厚生省見解を批判し続けるのは、見解の総てが解明されたのではないのに、この問題は既に解決した、とするような底流があり、それを既定の事実化している風潮があるからである。特に重要な「腎から骨へ」のプロセスは平成25(2013)年の現在も未解明であるし、そのような過程は存在しないのではないか、との意見もある。ここが解明されない限り「カドミ批判派」からの批判は止まないであろう事は想像に難くない。研究班の研究目標は将にここに向けられているのである。

　Cdの生体における標的臓器は腎臓で、腎では近位尿細管が特異的に侵

される、この部の障害は臨床的には近位尿細管症候群を惹起する、その際の最初の(臨床)徴候は低分子量蛋白尿である。Cd汚染地域住民には非汚染地域住民に比して低分子量蛋白尿の出現頻度が高い、このことは環境汚染物質としてのCdによる腎障害の反映である、と云う事などはカドミ派もカドミ批判派も同意しているのである。その辺に研究班として進むべき方向が見えるのではないか。

　イ病とCdとの因果関係を研究班は認めていない、どのような条件が整ったら因果関係を認めるのか、との批判がある。研究班の目標はCdとイ病の関係を明らかにすることにあるのだから、見解の云う「Cdは先ず腎臓を侵し、侵された腎臓が骨軟化症を誘起する」としている過程が総て明示・証明されればCdがイ病の原因であるとする意見にカドミ批判派も同意しよう。見解の云う「Cdは先ず腎臓を侵し…」についてはカドミ派もカドミ批判派も同意しているのだが、「腎から骨へ」の過程が明確にならない限りカドミ派とカドミ批判派とは合意出来まい。検証目標がない、検証目標を先送りするから(両派研究者間の)合意はない、とするのは一方的な見方である。

　(イ)研究班の意思決定過程についての批判
　現研究班の意思決定方法には不明瞭な点が多い、特に「中間報告書」は班員の意見を汲んでいない、と云うこと
　「中間とりまとめ報告書」は発表当時の班研究の"まとめ"的なものであり、研究班員の報告書の羅列ではない。中間報告書の作成過程はまず班員から研究報告を提出してもらう、定められた報告書作成担当者(複数)がそれを読む、その後にこの人達が集まって話合う。討議した後に決められた人(複数)が報告書の原稿を作り、それを再度幹事(達)が検討した後で正式な班の研究報告書とする、と云う経過である。この過程で異議を挟む機会は幾つか有るので、報告書作成者が勝手に報告書の主旨を変えることは出来ない仕組みである。各研究班員の報告書は十分検討した上で報告書に反映されるので「(研究報告が)一顧もされない」ことはなく、カドミ派もカ

ドミ批判派も研究報告では同じ様に扱われているのである。

補1

「中間取りまとめ報告」(環境保健レポート：No.56 1989)において「発表内容が偏っている、研究者(達)の意見が十分に取り上げられていない」との批判が識者・文化人などから為されている。確かに「中間報告書」には研究者個人の名前を挙げてその意見を紹介した所はない。中間報告書は当時研究班が抱えていた各種問題に対するその時点での回答であり、回答の作成にはその問題に対する各研究班員の意見を十分に参照したものなのである。中間報告書発表以来25年余を経過した現在の知識に立脚して、報告の内容を批判するのは如何なものか、と云わざるを得ない。

　研究者個人の考えが判らない、意見を発表する場がない、従って各研究者の考えが一般に公開されないで、中間報告書のような形で曖昧に処理されて終う、との意見が研究者の一部にあったのは事実である。それでは各研究者は自分の研究成果・意見を表明する"場"が与えられなかったのだろうか。そんな事は無い。年一回の研究報告会では自身の研究成果とそれに基づく(自分の)意見を表明するのに十分な時間が与えられていたのである。しかも(研究)発表内容は発表時提示した図表と共に年度別研究報告書(環境保健レポートなど)に掲載されているのである。このやり方は昭和42(1967)年の報告書以来一貫して続いている。研究者が(自分の)研究成果を発表する場がないとか、公開する手段がない、などという事はあり得ないのである。そして研究者の考えの変遷や積み上げられた成果にどんなものが有ったかは、以前からの発表論文を通覧して見れば良い。研究班の仕事は秘密裏に行われているのではなく、殆どが公開されているのだから。

補2

「イ病研究班(略称)班員の意見が(班の上層部によって)封殺されている

のでは」との批判が外部でなされている。この様な意見はいわゆる"識者"だけでなく班員の中にもあったようである。

　研究班は以前より年1回の班員が研究成果を発表する「場」を持っていた。此処では班員が定められた時間内ではあるが、自分の意見をこの会に参加した聴衆に何の制限もなく発表出来たのである。更に「環境保健レポート」などの機関誌には班員の行った発表のほぼ全文が発表時に用いた図表と共に掲載された。この様な扱いはカドミ派、カドミ批判派の区別なく行われていた。両者間に差別は無かったのである。批判の対象になった「中間取りまとめ報告」も同じ扱いであった。此処の相当部分には研究者の個人名を明記してその研究内容が掲載されている。これらの事実を見れば「研究班(幹部)は班員に意見を述べる"場"を与えない」と云う批判は当たらないことが判るであろう。

　(ウ)研究班には物事を決定する意思がない

　研究班の意思決定を行う上層部には「検証目標」がない、(イ病関連の)研究の「結論を出したくないために(研究で現れた)問題をすり替えて先送りにする」との批判があるのも事実である。もしこれが本当とすれば、研究班は「まきかえし派」勢力などの単なる御用機関になってしまうであろう。

　研究班の目的は(何度も述べたように)イ病とCdとの関係を明らかにすることにある。昭和30年代の研究成果は「厚生省見解」でまとまった。しかし見解の内容が総て証明されたという事実はない。特に「腎から骨へ」の過程は科学的裏付のない推論に過ぎないのである。昭和40年代の研究が「見解」の正当性を証明しようとしたのは当然の成行きであった。それがCd腎障害の解明につながり、見解の云う「Cdは先ず腎臓を傷害して…」を裏付ける成果となったのである。

　この時点で研究班は「Cdの腎障害(Cd腎症)」の存在を認めたのであり、Cdと腎障害の因果関係も是認していた、と云えるのではないか。しかし「腎から骨へ」のプロセスは不明のままで、見解の云う「イ病は成人型フ

ァンコニ症候群」は想像の域を出ていない。この点が明らかにならない限り研究班の主要研究目標は達成されたことにはならないのである。

　Cdによる腎障害の本態は近位尿細管障害で、臨床的には近位尿細管症候群を呈する所までは判った。だがその先のCd腎症が骨軟化症を起こす機序については（現在も）不明のまま残されているのである。昭和49(1974)年に発足した（新）研究班は「腎から骨へ」の問題解決を主要研究目的とした。それが達成されていない現在、イ病とCdの因果関係を全面的には認められない、とするのがカドミ批判派の立場である。この状態でCd関与の有無を質問されれば、研究班としては「検討中」と答えざるを得ないのである。これが問題のすり替え、結論の先送りになるであろうか。答が出ないのは「まきかえし」勢力の干渉によるものなどでは全くないのである。

　昭和49(1974)年から約30年、この問題を研究／検討してきたが、現在は肯定的な結果よりも「イ病ではCd腎症と骨軟化症との間に関係は無いのでは」との意見が多い、といえるような状態なのである。研究班がそうしないのは、このような意見に反対する班員も居て、班としての意思統一が出来ないからで、もし両者間に（僅かでも）関係が有るとすればそれを見逃してはならない、と云うのが班の考えだから、なのである。

　「（イ病の原因がCdだとすれば）どんな条件が満たされれば原因がCdと考えて良いか」との質問には、イ病は同一個体に近位尿細管障害と骨軟化症が併存しているのだから、両者の原因がCdであることが証明出来れば良い、と云うことになる。Cdによる腎障害の存在は明らかにされた。しかしCd単独で骨軟化症は発症しないし、Cd腎症から骨軟化症が発症すると云う推定・過程も証明されていない。此処が証明されない限り「イ病の原因はCdである」とは云えないのである。研究班が解明を目指しているのもこの点であり、答が得られた時に質問に対する回答が得られるであろう。「研究班内部はバラバラで研究目標／検証目標設定も出来ていない」とする批判は当らない。研究目標に対する答えが得られていない段階で質

問されても「結果が出てから回答する」と云う以外に答えようがあるまい。イ病の原因はCdである、と言わないのは外部勢力に影響されているからだ、と批判をする人(達)は「イ病の原因はCdであり、諸悪の根源はCdにある」と云わない限り納得しないのであろう。

4. 慢性腎臓病（CKD）とCd汚染地域住民の腎障害との関係

　＜これからの問題＞

　近年、社会でも慢性腎臓病(Chronic Kidney Disease=CKD)が話題になって来た。CKDでは脳や心臓の血管病変が多くなる、としてCKDの管理が重要、との認識が広がりつつある。神通川流域の住民からも環境省に「我々の腎障害は大丈夫なのか、われわれは先へ行って心臓病や脳卒中になるのか(可能性は高いのか)」などの質問が寄せられている。

　イ病/Cd汚染地域住民にはCdによる腎障害がある、その予後を知り対策を樹てる為にも腎障害の継続調査は重要である、との説明を行って環境省/研究班は住民に調査研究への協力を要請してきた。住民からの質問に対して当局はキチンとした回答をしなければなるまい。そのために研究班の中に新しくこの問題を検討する研究グループが組織され(環境省の要請もあった)、平成23年度より活動を開始している。成果が得られるのはもう少し先になるであろうが、期待したい。。

　この問題を考える上で注意すべき点があるが、それについて触れておく。

　1）慢性腎臓病（CKD）とはどんな病気か
　(1)CKDが関心を引くようになった理由

　2002(平成14)年に米国で"CKD"と云う概念が提唱された。慢性に進行する腎疾患の数は多く、透析患者数は増加の一途を辿っている。慢性腎臓病とはどんなものか、一般の人達も関心を持つようになった。そこで一般

臨床医も患者に説明するのに難渋する慢性に経過する腎臓病を判り易く示し、多くの人が理解するのに役立つ様に考えられたのがCKDである。

2004(平成16)年に(CKDで)eGFRが60%以下になったら心血管系疾病(CVD)が増えてCKD患者の生命予後が(加速度的に)悪くなる、という論文が海外で発表された。これがきっかけとなって我国でもCKDの管理は透析導入時期を延ばすと共にCVDの予防・管理も必要なことが一般にも理解されるようになったのである。これでCKDは社会的にも認知された。

(2) CKDはどんな病気か

CKDとは慢性に経過する腎疾患を総て含んだ概念であって特定の腎臓病を指すものではない。その内容/定義は腎障害の存在(蛋白尿がある、血液化学検査に異常があるなど)と腎機能の低下(GFRが正常の60%以下)のどちらか、または(and/or)両方が3ヶ月以上続けばCKDと診断して良いことになっている。CKDを来たした原疾患を以前は特定していなかった。しかし最近は原病によってCKDの予後が違って来ることが判ったので、CKDには原疾患を書いて置くようになった。それでも先に述べた条件が満たされればCKDとして良いのである。それ故に以前から云われている腎臓病(殆どが糸球体腎炎)、糖尿病性腎症、高血圧性腎硬化症、膠原病に合併した腎障害(ループス腎炎など)、慢性尿路感染症などは総てCKDの原因疾患になるのである。これら原疾患は予後が総て異なり、また治療によって予後が変わってくるので、一般の臨床家は本来ならばCKDの専門医に管理を移管すべきであろう。しかし一般の臨床医もCKDの管理を行わなくてはならないのが現況である。それだけに健診などでCKDにどの様に対応するかは大切なのである。

2) Cd腎症はCKDとして良いのか

蛋白尿があり、GFRが低下していればCKDとして良いのがこの考えの基本である。従って腎近位尿細管障害が主体で微量でも蛋白尿があり、症

例によっては(多くの場合)腎機能低下(GFRの低下)のあるCd腎症も、当然にCKDと診断される。だが昨今のように原疾患を明記する場合、今後はCd腎症の取り扱いが問題となろう。Cd腎症のCKDにおける取扱いは今後の問題である。幸い、研究班がこの問題に対しては新たに研究グループを一つ設置してイ病・Cd汚染地域住民の腎障害の予後と共に、Cd腎障害を有する人達の生命予後についても積極的に検討を行っている。解答を得るのはまだ先の事であろうが、本研究グループの今後の成果に期待したい。

終章
イ病・カドミウム慢性中毒研究のこれまでとこれから

　ここまでイ病・Cd汚染に関するわが国の取組み、研究成果、残された問題などについて考えてきた。今迄のイ病関連研究の主目的は「イ病の原因はCd単独」の証明に置かれていた、と云って良い状況であった。昭和30(1955)年から平成25(2013)年までの58年間、営々と研究は続けられて来た。が、未だ「イ病の原因はCd単独」で解決したとは云えない状況であり、イ病についても問題が残されている。そしてこれらの問題解明のために、今も研究は続けられているのである。今後に残された問題／課題は何か、解明の途はあるのか、などについて考えて見る。

I　イ病が持っている問題：緊急に解決すべき諸点について

　昭和30(1955)年から約60年間、イ病の研究は営々と続けられてきた。その間、紆余曲折はあったが「イ病の原因はCdの慢性中毒」と云う考えが主流であった。だが研究を続けでも「Cdは単独でイ病を発症させる」と云う結論には辿り着いていない。この間に新しい問題が浮上してきた。そもそもイ病とは何なのか、と云う疑問の再提出と共に、イ病の原因は単一なのか、と云う疑問である。新しく前進する為にはこれらの問題を解決しておかなければならない。

終章　イ病・カドミウム慢性中毒研究のこれまでとこれから

1．イタイイタイ病とは何なのか

　昭和30(1955)年の萩野・河野両氏の発表以来「イタイ、イタイ」を主訴とする疾患は"臨床的には骨軟化症"との結論に達していた(筈であった)。昭和43(1968)年に発表された「厚生省見解」でも"イ病は骨軟化症"と明確に認めており、臨床的に見ればイ病は骨軟化症なのである。

　昭和40(1965～)年代後半になるとイ病の病像がハッキリしなくなってきた。厚生省見解公表後の研究からCdが特異的に腎(近位)尿細管を傷害することが証明された。イ病患者には明らかにCdによると思われる(特異的な)腎障害の存在することが明らかになったのである。このことからCdによる腎障害が証明出来ればイ病との診断は可能、との考えが生まれて来た。Cdによる腎障害の発現はイ病が発症する前段階ではないのか、として「イタイ、イタイ」が明らかにならなくてもイ病の診断は可能、と考える研究者が現れたのである。

　この辺からイ病の病像がボヤケて来た。イ病とは骨の病気なのか、腎臓の病気なのか。再度、イ病の病像を明確にする必要が生じたのではないか。

1）イ病は骨軟化症なのか

　イ病の特徴は主訴の「イタイ、イタイ」にある。萩野氏が最初に着目したのもこの点であった。イ病研究の初期はこの「イタイ、イタイ」が何なのか、原因は何処にあるのか、を確認することであった。その結果「イタイ、イタイ」は骨痛であり骨折に由来するものが多いこと、骨痛の原因として骨のX-線検査に見られる骨改変層やそれに伴う病的骨折、骨変形やこれに由来する骨格の変形などが挙げられること、これらに臨床所見や検査成績を併せ考えると「イタイ、イタイ」の原因(疾患)は骨軟化症として矛盾がない事などから、イ病の本態は骨軟化症である、として研究者の意見が集約されたのである。

昭和20(1945～)年前後から神通川流域の住民を苦しめていた「イタイイタイ病」は、臨床的には骨の疾病＝骨軟化症だったのである。現在の状況から見ても、イ病研究の初期に見られた疾病の病態は骨軟化症である、と再度確認して置く必要があるのではないのか。

2) イ病患者に見られた腎障害は何だったのか

　萩野氏がイ病研究を始めた昭和20年代末頃には、イ病患者の大部分に蛋白尿が認められていた。また糖尿を示す例も多かったという。蛋白尿は「腎臓が悪い証拠」とする当時の医学常識から、イ病患者は「腎臓が悪い」と考えられていた。イ病患者の腎の状態が明らかになったのは昭和40年代も後半である。イ病患者の腎臓は病理組織学的には近位尿細管に限局した変性性変化で糸球体には障害がない。臨床的には近位尿細管の再吸収機能が全般的に侵される「多発性近位尿細管機能異常／障害(近位尿細管症候群)」であり、組織所見がこれを裏付けている。この様な状態は腎毒性物質が腎臓に作用した際に見られる現象であり、イ病ではその原因物質としてCdが最も疑わしい、とされたのである。

　従ってイ病患者の腎臓には臨床的・病理(組織)学的に近位尿細管に特化した病変が見られること、其の原因はCdであると認められたのが昭和40年代後半から50年代前半であった。

　この結果からイ病患者に見られる腎障害は"Cdによる腎障害＝Cd腎症"だった、と確定されたのである。

3) イ病の新しい病像＜筆者の提言＞

　昭和30年代のイ病の病像は「イタイ、イタイ」が主訴の骨軟化症であった。この段階の患者の病状がイ病の基本病像である。昭和52(1977)年の(国際)会議でも「イ病は昭和30(1955)年に発表された患者病像が基本。これに色々修飾を加えることは適切ではない」とされ、骨軟化症の病像が確認されたのである。

イ病に対する研究と共にCd汚染地域住民の健診が推進された結果、住民の中にCd由来の腎障害を有する人達の存在が判明した。そしてこれらの人達にはイ病患者と同様の腎障害が存在することも明らかとなった。

これらの事実を総括すれば"イ病患者には骨軟化症(原因は不明だが)と(Cdによる)腎障害が同時に存在している"ことになる。従って「イ病とは同一個体に骨軟化症と近位尿細管機能異常/障害が同時に存在している状態/病態」である、と考えて良い。これが新しいイ病の病像である。更に云えば"イ病とは「同一個体に同時期に骨軟化症(原因不明)とCdによる腎障害(確定)が存在する"状態」と考えればイ病の本態に対する明確な理解が得られよう。イ病は単一の病態ではなかったのである。筆者はこの状態を「新しいイ病の病態」として提案したい。

長崎県対馬厳原町・佐須川流域のCd汚染地域住民には著明なCd由来の近位尿細管障害/近位尿細管症候群を呈する人達がおられたが、この人達に骨軟化症は合併していない。結果として「此処にはイ病は存在しない」と判定されたのである。筆者の云う「新しいイ病の概念」にも当て嵌まらない。イ病の本質について考え直す必要があるのではないのか。

2．イ病の成因に関する問題

イ病が新提案の病態だとしたならば、イ病の成因/原因はどの様になるのであろうか。この問には(現在も)明確な解決は示されていない(筈である)。

今迄にイ病の成因としては昭和30年代初頭(1955～1957)の「栄養不良と過労」説、次いで昭和43(1968)年の「厚生省見解」に明示された「カドミウム(単独)原因」説、殆ど同時に出た「栄養障害(V.D.摂取不足)」説、イ病は多くの因子が関与した、とする「多因子原因」説と色々な考えが提示されてきた。現在は「カドミウム(単独)原因説」が有力視されているのだが、本当はどの説が妥当なのだろうか。

1) Cdは単独でイ病を発症出来るか

　イ病はCdの慢性中毒である、とされている。そしてイ病は骨軟化症なのである。両者を合わせればCdは単独で骨軟化症を発症させ得ることになる。それが証明出来ればイ病の成因に関する問題の半分は片付いたことになろう。そして「厚生省見解」はほぼ証明された事になる。

　この命題を解決するために動物に対するCdの負荷実験が数多く行われた。しかしCdの単独負荷では骨軟化症は出来なかった（発症しなかった）のである。

　動物にCdを大量・長期間負荷すると腎臓の近位尿細管に特化した変性性病変が発症する。これは再現性があり普遍妥当性を備えた結果である。しかし骨では脱灰現象／骨塩の代謝異常はみられるがそれ以外の変化は殆ど見られていない。病理組織学的には骨の病変は脱石灰化の所見（骨粗鬆症）であって骨の石灰化障害（類骨組織の増加＝骨軟化症）の所見ではない。従って動物に大量のCdを長期間投与した時に現れる骨の変化は骨粗鬆症で骨軟化症ではないのである。

　ヒトの場合でも神通川流域以外のCd汚染地域住民には腎障害＜（近位）尿細管機能異常／障害＞は多発していたが、骨に異常がありそれが骨軟化症であるとの報告はないのである（公式には）。これらを総括すれば（イ病は骨軟化症だとすれば）Cdは単独ではイ病を発症させ得ないのである。

2) Cdは単独でイ病の原因となり得るか

　昭和43(1968)年の「厚生省見解」の発表以降、イ病はCdの慢性中毒であり腎性骨軟化症である、とされて来た。厚生省見解で云う「Cdは最初に腎臓を傷害して…」は昭和50年代の前半迄に証明された、と云って良い。しかし「Cd由来の腎障害が骨軟化症を誘起した」と云う見解の後段は今も証明されていないのである。

　昭和30(1955)年の萩野・河野両氏の発表までに神通川流域で発見されたイ病は明らかに骨軟化症であった。しかしCdは単独では骨軟化症を起こ

し得ない。一方、Cdは単独でも腎近位尿細管を特異的に傷害して機能的には近位尿細管症候群を惹起する。Cdは単独では骨軟化症を起こし得ないが腎障害は起こすのである。厚生省見解はこの両者を「腎性骨軟化症」として結びつけた。Cdによる腎障害が骨軟化症を発症させる、として「Cdはイ病を惹き起す」としたのである。しかしこの点(腎から骨へ)は未だ証明されていない。従って「イ病はCd(単独)による腎性骨軟化症」と規定した厚生省見解は研究者総ての合意は得ていないのである。故に「イ病(腎性骨軟化症)はCd単独で起こる」とは云えないのが現状なのである。

3) 栄養障害（V.D.摂取不足）でイ病の成因を説明出来るか

骨軟化症の原因としてはV.D.欠乏が最も多い、とされてきた。そして治療はV.D.の大量投与が第一選択である。昭和31(1956)年の研究班報告で「イ病患者にはV.D.の大量投与が有効」とされていること、富山県で行われた(全県的)栄養改善指導により神通川流域で見られたような重篤な骨軟化症の集団発生報告が無くなった事もイ病はV.D.(摂取)不足が原因、とする説の後押しをするものであろう。しかしV.D.が如何に欠乏しても腎臓にCd腎症のような変化は起こらない。厚生省見解の云う「イ病は骨軟化症」の部分はV.D.欠乏で説明出来るが、V.D欠乏だけではイ病に見られる特徴ある腎障害を全く説明出来ないのである。V.D.欠乏だけではイ病の原因とはなり得ない。

昭和43(1968)年の厚生省見解発表以来、イ病の本態はCdで障害された腎臓（Cd腎症）が骨軟化症を誘起する、即ちイ病はCdにより生じた腎性骨軟化症である、とされて来た。しかしCd腎症が骨軟化症を誘起することは証明されていないし、Cd単独で骨軟化症は起こらない。一方、イ病は栄養障害/V.D.摂取不足が原因、とする説はイ病患者の骨軟化症発症を明快に説明するが、イ病患者に特有な腎障害発現の説明には全く無力である。

従って、両論ともイ病の病態・成因を一元的に説明することは出来ていない。

II イ病の成因/原因に関する新展開

「イ病はCdにより生じた腎性骨軟化症である」とする厚生省見解の発表でこの問題は解決済、との気運が流れている。諸外国のCdに関する研究報告を見ても我国の見解を受け入れて、イ病に関しては厚生省見解を了承している様である。しかしイ病の病態が骨と腎との障害が同時に同一個体内に生じたものと理解出来ること、原因も単一でないのでは、との意見が生じていることなどから、この問題は再考が必要なのではないか（と考える）。

特にイ病の原因/成因がCd単独ではないのでは、との疑問は詳細な検討が必要であろう。この問題を検討する。

1．イ病の原因/成因に関する新しい考え方（提案）

今迄、イ病の病因は一ッとの考え方で対応が為されてきた。現在も信用されている「イ病はCd単独原因」説はその代表的なものである。しかしイ病の病態・成因がこれで説明出来ないとすれば、考え方を変えて見る事も必要ではないか。そこで筆者はイ病の原因は複数ある、とする「イ病複数原因」説を提案したい。Cdの環境汚染によりCd腎障害の発生した状態と、V.D.の摂取不足による骨軟化症の発症、が同時に重なったと考えるのである。

この両原因は時間的に多少ズレていても構わない。多分Cd腎障害が先行していたのであろう。其処にV.D.欠乏が重なった。これには後天的な要素が多い。

イ病はたまたまこの二ッの原因が同時に人体に作用した、と考えれば良

いのではないか。それが大戦末期から敗戦後の社会の混乱期だったとすれば、イ病の集団発生も説明出来るであろう。

2. 現実に当て嵌めた場合

　富山・神通川にしろ、兵庫・市川や長崎対馬・佐須川にしろ、これらの川のCd汚染は数百年前から続いていた、と考えて良い。従ってこれら川の流域に(長年月)住んでいる人達は子供の頃から成人期までの長い間Cdの汚染・曝露を受けていたことになり、今迄の研究成果からすればCdによる腎障害は(当然)発症していた、と考えられる(筈である)。現在までの調査・研究ではCd腎障害に自覚的な徴候はなく、精密な(近位)尿細管機能検査によってのみその存在が示される。Cd腎症があっても「痛く」はないのである。イ病の主訴「イタイ、イタイ」は特有であり、医師に見逃されるとは思えない。だが長崎対馬・佐須川や兵庫・生野の市川流域に(以前から)くる病や骨軟化症(患者)が多発していた、という記録は無い。石川県梯川流域や山形県南陽市の吉野川流域でも同様である。

　富山県にイ病類似疾患である「くる病」や「骨軟化症」の患者が大勢居た、との記録は明治時代から存在した。患者の発生地は神通川流域だけでなく、Cd汚染とは無関係の川の流域や川の無い山間部にも広がっていた。この事実はくる病/骨軟化症の多発がCdの水(系)汚染だけでは説明出来ないことを示唆している。

　しかし神通川流域がCdに汚染されていたのは確実であり、Cd汚染が長期間続いていたのは疑いない。その様な環境下の神通川流域に第二次大戦の末期から敗戦、戦後の混乱期にイ病患者が多発したのである。

　神通川流域の住民には以前からCd汚染による腎障害が存在していた、と考えて誤りはない。此処に戦中・戦後の食糧難とコメ偏重の食生活が重なった。そこで或種の栄養素不足が生じた、不足した栄養素がV.D.であった、と考えるのはそれ程間違ってはいないであろう。戦中から敗戦、戦

後と続く社会の混乱期に、この二つの原因が重なった、と考えればイ病は同一個体に同時期に腎障害(近位尿細管障害)と骨障害(軟化症)が併存したもの、という新しいイ病の病態は容易に説明出来るのである。

3．「イ病複数原因」説の根拠

　Cdがイ病患者に見られるような腎障害を起すことは事実だが、Cdは単独では骨軟化症を起し得ないし、厚生省見解の云う「Cd腎症が骨軟化症を起す」事も未だ証明出来ていない。イ病に関する Golden standard である筈の「厚生省見解」をCdは前半分しか説明出来ないのである。

　生体がV.D.不足になれば骨軟化症/くる病が発症する事は臨床的・実験的に証明済である。しかしV.D.不足ではイ病患者に見られるような特徴ある腎病変(Cd腎症)を間違っても起し得ない。イ病の原因はV.D.欠乏、と云う理論もイ病の病態を半分しか説明出来ないのである。

　今迄の研究/検討ではイ病の病態を単一の原因では説明出来なかった。それならば複数の原因により生じた二つの病態が同時期に存在したのがイ病である、と考えたら良いのではないか。単一の原因に拘る必要はないのである。

Ⅲ　イ病複数原因説で何が変わるか

＜「イ病複数原因説」は今までの"イ病対策"にどのように影響するか＞

　今迄は「イ病の原因は単一である」として物事に対処してきた。しかし原因が複数あるとすれば、対応方法もそれに準ずるようになる(少なくともその数だけ)であろう。イ病/Cd中毒症の場合はどうであろうか。

　イ病の原因が複数になったら現行のイ病・Cd対策に変化はあるのか。それを環境と生体の両面から考えてみる。

1．Cdの環境汚染に関係して

　Cdが生体に有害事象を起こすことは確認されているし、Cd曝露を遮断するとこれらの有害事象が軽減することも知られている。このためにCd曝露軽減、環境のCd濃度を低下させることが必要となる。
　Cd汚染地域住民やイ病患者との関連で云えば、汚染地域の土地改良、汚染土の除去や客土などで環境中のCd量の低減を図る。これで環境より生体内に入るCd量を減らすことが出来る。
　一方、Cd汚染米・作物・水などの摂取を制限して生体のCd曝露を軽減すると、腎に対する影響が軽減することも知られてきた。これらの事象はCd関連工場(アルカリ電池製造工場など)のCd関連作業者についても認められているので、Cd関連工場では作業者のCd曝露の軽減を図っている。このためにCd作業者は定期的に尿中β_2-mの排泄量測定を行って、Cd生体影響(有害事象)を早期に発見し、可及的速やかに作業環境のCd汚染除去のための措置、作業者の職種／職場変換によるCd暴露環境からの隔離、などの処置が行われている。
　これ等の事から考えて、現在行われているCd汚染地域におけるCd曝露軽減措置としての土地改良や、イ病患者やCd汚染地域住民のCd汚染食品の摂取制限などの対策は、当然、今後も続けることが必要である。

2．住民の集団健康診断の継続について

　Cd汚染地域住民の健康診断は、Cd由来の有害事象の早期発見やその評価・経過観察のために必要なことは云うまでもない。一般的にいってもCd汚染地域住民の継続的集団健診の継続は必要なことは言を俟たない。将来的にもこのような事業は継続さるべきことは明らかであろう。

3. 現在行われているCd汚染に対する対策の継続は必要か

　今迄の経緯から見て、現在行われている健診等の継続は当然の措置であろう。V.D.不足が骨軟化症を発症することは格別目新しい事実ではない。骨軟化症・骨粗鬆症の予防にV.D.やCaを常時補給することは今や常識になっており、いわゆるサプリメントにもこれらを含有するものが幾つか市販されている位である。V.D.の一日必要量は$5\mu g$(とされている)なので現在の食生活で十分に補給出来るし、「シイタケを食べて日光浴、散歩をすれば骨軟化症は防げる」との俚言は適切なのである。これらの事からすれば、現行のイ病(Cd汚染に対する)対策の継続は何等変更の必要はなく、現行の事業を推進して当然なのである。

　イ病の原因が複数あるとすれば、イ病(Cd関連)研究と現行の対策にどの様な影響があるのか。
　今迄に推進されてきたイ病の「Cd単独原因説」は再考されねばならないのは当然である。この問題に関する研究では「Cdによる腎障害が骨軟化症を誘起する」事の証明が最大の課題であろう。これが証明されれば厚生省見解の裏付けはほぼ完成する訳だから、この研究は今後も推進されるであろうし、しなければなるまい。同時にCdにより傷害された腎臓の機能回復が可能か否か、イ病における低分子量蛋白、特にβ_2-mの尿中排泄量増加などに対しては厳密な臨床評価が(腎の専門家により)為されなければなるまい。

IV　イ病研究および「研究班」の今後の課題

　イ病研究班の課題の中ではイ病の正確な実像を(世の中に)提示することがあり、これも重要な課題である、と云える。今迄は人それぞれの解釈でイ病を理解していた、と云って良い状態であった。このために病気の実像

が歪められていたことは否めない。是正には病気の本態を正確に理解することであるが、イ病ではこれが中々難しいのである。研究班としては今迄のイ病に対する考え方や研究過程を総て公開し、イ病とはどんな病気か、今迄はどの様に考えられて来たか、(研究班では)現在はどの様に理解されているかを明確に述べて本病に対する理解を推進することが重要な仕事の一つになるであろう。情報は関係者だけが共有しているだけではダメなのである。

　病気の不正確な理解が重大な結果を惹き起す事は少なくない。我国では明治時代に国家的大問題であった「脚気」への対応がある。江戸時代から我国を悩ませていた脚気の存在は、明治になって軍の構成を揺るがす大問題となった。陸海軍将兵に脚気患者が多発して軍の戦闘能力が極端に低下したのである。当時、脚気の原因には感染説と栄養障害説(と云えるであろう)が対立していた。帝国陸軍は森林太郎陸軍軍医総監指導の下に「脚気は脚気菌の感染」であるとしてその対策を推進したが、効果は得られなかった。帝国海軍は高木兼寛海軍軍医総監の行った脚気撲滅のための実証的(実験的)検討結果から「脚気は食物の質の問題」として食制改革を断行、白米のみの主食を麦混入の麦飯に替えてこれを推進、海軍から脚気患者を一掃することに成功した。どちらが事の本質を見抜いていたかは、今となっては明瞭であろう。

　イ病の場合も本質は未確認でも此処に至る迄の過程を明らかにすることにより、第三者にも明確に判断できるよう資料を提供するのが研究班の主な仕事の一つであろう。これにより現在(世間では)風化しつつある(と思われる)「イ病」を再認識させねばなるまい。"イ病という公害病"を風化させてはならないし、それが二十世紀に生きイ病を経験した我々に課された使命でもある、と思うからである。

あとがき

　これはイ病研究に携わって来た一研究者・一個人の感想(記録)である。
　従って本書の内容については異なる意見を有する人達から批判・反対の意見も多くあるだろうし、一般的にも疑問・誤謬などの指摘もあるであろう。その様な際には是非その意見を開陳し、出来れば一般の人達の目に触れるようにして頂きたい。
(本文でも述べたが)「水俣病」については種々な意見や主張が水俣病研究者から為され、それが書籍等で発表・公刊されており、水俣病理解に役立っている。また患者や一般の方々からもそれに類したものが発表されており、本病理解のための資料には事欠かないのが現状であろう。
　これに対して「イタイイタイ病」ではこのような資料が極めて少ない。研究論文や研究業績の発表は関係機関や機関誌で行われているが、内容が学術的なものが多く一般の人には馴染が薄い。水俣病のように関係者や一般の研究者が書籍を公刊した物も殆どない。世間(の人)が本病を理解するために利用出来る資料が極めて少ないのである。これはイ病にとっても不幸なことであろう。
　この書に対する色々な意見が公表されて一般の人の目の触れる様になり、本書と共に一般に知られる様になれば「イ病」に対する理解も深まるであろう。その様な展開を期待するものである。

　本書は上記のような意図を持って上梓したものである。お読みになった諸賢各位の忌憚の無いご意見・ご叱正を期待するものである。

　尚、この書は以下の諸書籍、論文を参考にした。

参考文献

*萩野昇先生追悼文集発行委員会 「イタイイタイ病と生きる〜故萩野昇先生をしのんで〜」イタイイタイ病対策協議会 平成2(1990)年

*山形県環境保健部 昭和50年度吉野川流域住民のカドミウムに係わる健康調査結果 昭和51(1976)年

*季刊「腎と骨代謝」特集：活性型ビタミンDによるROD治療の再検討 第3巻 第1号 平成2(1990)年

*㈶日本公衆衛生協会 環境保健レポート 昭和45年〜平成17年「イタイイタイ病及びカドミウム中毒」
環境保健レポートは「イタイイタイ病研究班の業績報告」誌であり、研究班員の毎年の業績報告を掲載した機関誌的存在でもある。且つ研究班の積年の研究・進歩が辿れる雑誌でもあった。最終刊行は平成17(2005)年である。
本誌はイ病検討のためには是非読んで置くべき資料である。

㈶日本公衆衛生協会がいわゆる"環境庁委託・イ病研究班"の事務取扱いから撤退した平成18年以降は「環境保健レポート」の発行は行われていない。
その後はこの仕事を引き継いだ所(新しい事務局)が研究班員の研究業績を収載した「報告書」を発行している。
最近では：
*平成23年度 イタイイタイ病及び慢性カドミウム中毒に関する総合的研究
日本エヌ・ユー・エス㈱ 平成24(2012)年
平成24年度 イタイイタイ病及び慢性カドミウム中毒に関する総合的研究

*平成25年度 イタイイタイ病及び慢性カドミウム中毒に関する総合的研究
東レリサーチセンター発行 平成25(2013)年
がある。
これらも本研究班における研究の流れ、班員各個の研究業績を知る上で有用なので、環境保健レポートと同様に参照されたい。

*日本公衆衛生協会：Proceedings of International Symposium on "Bio-Clinical Significance of Urinary β_2-Microglobulin" 環境保健レポート(No.59) 平成4(1992)年

*I. Sigematsu. & K. Nomiyama(eds)Cadmium Induced Osteopathy JAPAN PUBLIC HEALTH ASSOCATION　昭和54(1979)年

*昭和38～40年　文部省科学研究費（機関研究）イタイイタイ病研究班
昭和38年厚生省医療研究助成金　イタイイタイ病研究委員会
「いわゆるイタイイタイ病に関する調査研究報告」　昭和42(1967)年

*武内重五郎「イタイイタイ病の病因～カドミウム原因論に対する批判～」日本臨牀
・特集：公害と健康障害　第31巻　昭和46(1971)年

*日本化学会編：カドミウム　丸善㈱　昭和52(1977)年

*神戸大学医学部公衆衛生学教室、兵庫医科大学公衆衛生学教室「カドミウム関連報告書集(1969～1989)」　平成3(1991)年

*斎藤寛、竹林茂夫、原田孝二、原耕平「慢性カドミウム中毒」―長崎県対馬厳原町佐須地区における20年間の疫学的、臨床的、病理組織学的調査研究報告書―　長崎大学第二内科　平成5(1993)年

*Kenzaburo Tsuchiya. Cadmium Sutadies in Japan-A Review KODANSHA LTD. North Holland BIOMEDICAL PRESS.　昭和53(1978)年

*新田次郎　神通川　立風書房　昭和46(1971)年

*石本二見男　尿蛋白構成成分分析の臨床的意義～腎疾患の診断と予後推定への応用～東京慈恵会医科大学雑誌　106巻　平成3(1991)年

*石本二見男　尿蛋白構成成分分析とその臨床応用　腎臓（日本腎臓財団）　2010（平成22年）

*E. F. Ossarman, R. E. Canfield, S.Beyechok(eds)：Lysozyme Academic Press. Inc. NewYork and London 1974

*城石和子、田中英子、ほか：DISC電気泳動法を用いたイタイイタイ病患者の尿蛋白について　生物物理化学(17)　昭和48(1973)年

プロフィール

石本 二見男　　昭和9年8月18日生

昭和34年3月	東京慈恵会医科大学卒業
昭和35年7月	慈恵医大第四内科へ入局。上田泰教授の下で腎臓病、尿蛋白の研究に従事
昭和43年10月〜	環境省委託㈶日本公衆衛生協会運営：イタイイタイ病及び慢性カドミウム中毒（総合的）研究班・研究班員、研究推進委員、他
平成元年4月〜平成12年3月	厚生省中央薬事審議会副作用調査部会委員

イタイイタイ病
――さらなる科学の検証を――

2014年7月8日　初版第1刷発行
著　者●石本　二見男（いしもと　ふみお）
発行者●比留川　洋
発行所●株式会社　本の泉社
　　　　〒113-0033　東京都文京区本郷2-25-6
　　　　電話03-5800-8494　FAX 03-5800-5353
　　　　E-mail : mail@honnoizumi.co.jp
　　　　URL　http://www.honnoizumi.co.jp
印　刷●亜細亜印刷株式会社
製　本●株式会社　村上製本所

Ⓒ2014 Fumio ISHIMOTO Printed in Japan
定価はカバーに表示してあります。落丁・乱丁本はお取り替えいたします。
ISBN978-4-7807-1171-4 C0036